我的第一套通识启蒙书

健康通识

刘鹤 编著

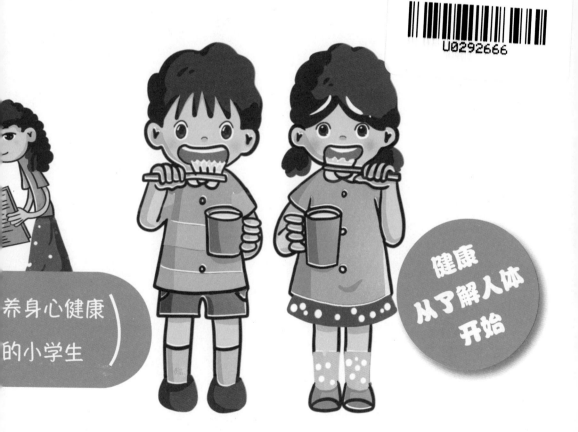

养身心健康
的小学生

健康
从了解人体
开始

远方出版社

图书在版编目（CIP）数据

健康通识 / 刘鹤编著 . -- 呼和浩特 ：远方出版社，
2024. 6. --（我的第一套通识启蒙书）. -- ISBN 978
-7-5555-2043-6

Ⅰ . R161-49

中国国家版本馆 CIP 数据核字第 202408AA61 号

健康通识
JIANKANG TONGSHI

编　　著	刘　鹤	
责任编辑	孟繁龙	
装帧设计	禹尧文化	
出版发行	远方出版社	
社　　址	呼和浩特市乌兰察布东路 666 号　邮编：010010	
电　　话	（0471）2236473 总编室　2236460 发行部	
经　　销	新华书店	
印　　刷	保定慧世源印刷有限公司	
开　　本	880 毫米 ×1230 毫米　1/16	
字　　数	50 千	
印　　张	6.5	
版　　次	2024 年 6 月第 1 版	
印　　次	2024 年 6 月第 1 次印刷	
标准书号	ISBN 978-7-5555-2043-6	
定　　价	32.00 元	

如发现印装质量问题，请与出版社联系调换

目录

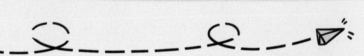
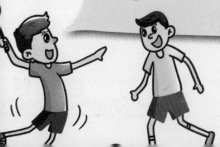
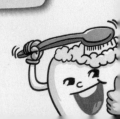

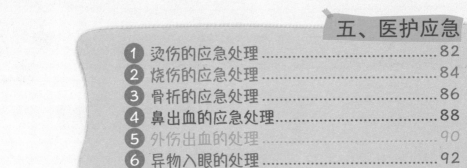

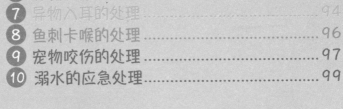

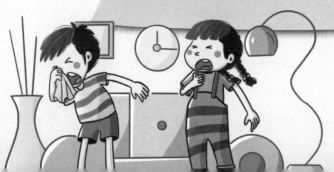

健身道识

一、日常保健须知

1. 救命呀, 救命: 正确拨打急救电话

这天, 小花放学回到家中, 发现奶奶倒在地上。爸爸、妈妈不在家, 小花应该怎么办呢?

对了, 要拨打120急救电话呀!

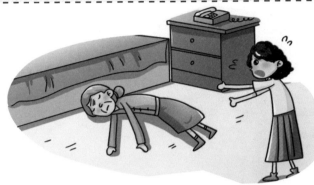

当有人发生意外情况时, 如跌伤、昏迷、交通事故等, 要拨打120急救电话, 等待救援。

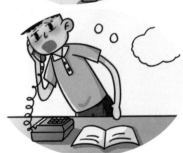

知识小拓展

"120"是我国的医疗急救电话号码, 由专人24小时全天等候接听。说明情况后, 急救中心会派救护车和救护人员赶往指定地点急救。

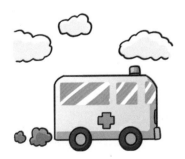

120电话接通了，小花先描述了一下奶奶的情况，然后报出了家庭地址。十几分钟后，她听到了救护车的声音。

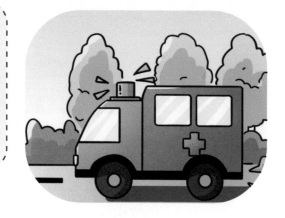

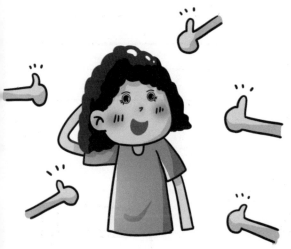

奶奶的心脏病得到了及时的救治，身体逐渐康复。救护人员都夸奖小花是一个聪明、冷静的孩子。从小花的故事中，你学会如何应对家人突发疾病了吗？

注意

如果20分钟后救护车仍未赶到，可以再次拨打120急救电话询问。

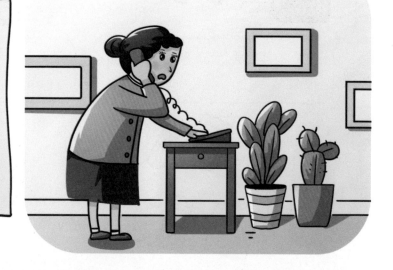

2. 有备无患：我的家用医药箱

你家有医药箱吗？你知道医药箱里都有哪些药吗？

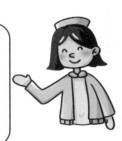

如果家中有不到 6 岁的小朋友，医药箱要放在他们够不到的地方，避免孩子误服药物。

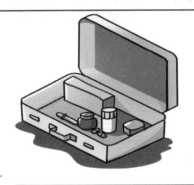

这是小钟家的医药箱。打开医药箱，可以看到各种药品。

这是感冒、退热药物。

这是健胃消食药物。

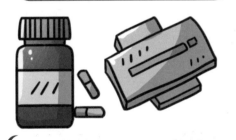

这是碘伏、创可贴、棉签和纱布。

这是体温计、血压计和血糖仪。

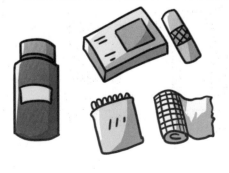

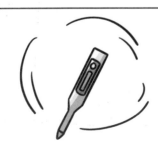

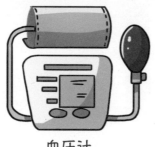

血压计

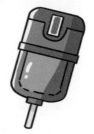

血糖仪

注意

1.医药箱要避光保存。

2.儿童药品和大人药品应分开存放。

3.要定期清理药箱，过期药品不能服用。

4.用药前要仔细阅读药品说明书。

细心的小钟在药箱的盖子上贴了一份药品清单，写着每种药的保质期。

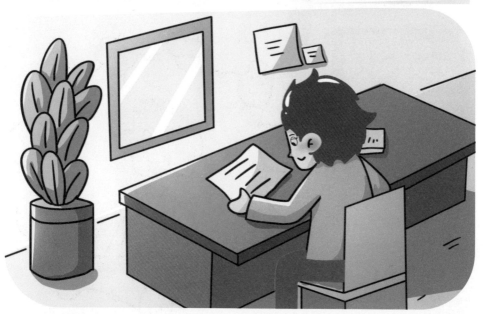

二、神奇的人体

1. 细胞：小小的身材，大大的能量

地球上有几十亿人口，虽说每个人都不一样，但我们也有一些共同的特征，比如我们的人体都是由细胞组成的。

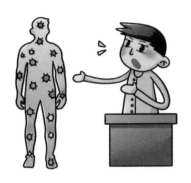

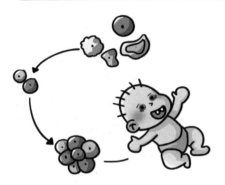

最初，我们只是妈妈肚子里的一个小小的细胞。它经过不断地分裂、长大、分裂，形成我们最初的身体。

我们的体内有40万亿至60万亿个细胞。

庞大的细胞团队是我们人体工厂勤劳而忠诚的工人。它们时刻劳作着，维持我们身体的各项机能。

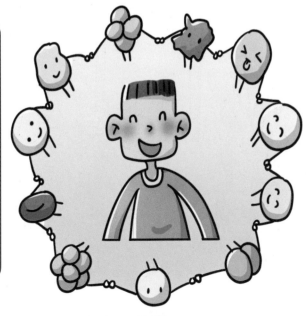

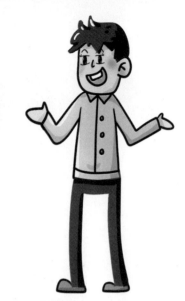

我们体内的细胞分成很多种，就好像分工明确的工人，比如红细胞、白细胞、血小板、细胞毒性T细胞、嗜酸性粒细胞等。现在，我们就来认识几种常见的细胞吧！

红细胞的颜色红红的，主要的工作是输送氧气和二氧化碳。

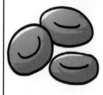

血小板是凝血小战士！有了它们，我们的伤口就不会血流不止。

细菌和病毒常常攻击我们的身体，白细胞就是我们的健康卫士。

T细胞是白细胞的一种，相当于特种部队，专门对抗恶性病毒。

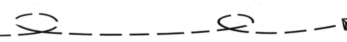

知识小拓展

人体最大的细胞——成熟的卵细胞

最小的细胞——小脑颗粒细胞

寿命最短的细胞——白细胞

寿命最长的细胞——神经细胞

2. 人体组织：团结而有序

人体组织是由很多同类细胞集合而成的，是人体器官的基本组成部分。

人体组织分为四种，分别是上皮组织、结缔组织、神经组织和肌肉组织。为了让大家更直观地认识人体组织，我们以《三国演义》中"关羽刮骨疗毒"为例，看看这四种组织分布在哪里。

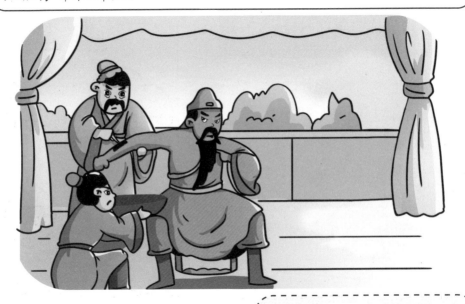

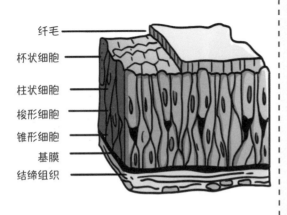

纤毛
杯状细胞
柱状细胞
梭形细胞
锥形细胞
基膜
结缔组织

有一天，蜀国大将关羽的胳膊中了毒箭，神医华佗为他医治。首先，华佗切开关羽胳膊上的皮肉，这里分布着皮肤、汗毛、毛囊等器官，属于上皮组织。上皮组织是人体最外层的防护层。

要想清除入骨的毒素，华佗需要深挖周围的肌肉。肌肉分布在骨的外侧，属于肌肉组织。肌肉组织可以收缩，人体的运动离不开肌肉。

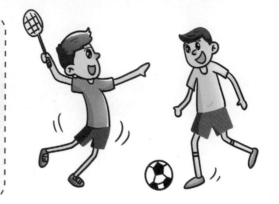

浆细胞
胶原纤维
巨噬细胞
弹性纤维
成纤维细胞
毛细血管

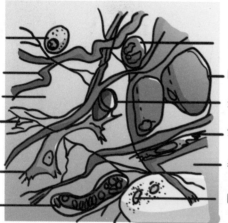

中性粒细胞
脂肪细胞
淋巴细胞
纤维细胞
基质
肥大细胞

关羽的胳膊流了很多血，伤口处隐约见骨。血和骨等器官是结缔组织。结缔组织具有连接、支持、营养、保护等多种功能。

刮骨疗毒的过程很疼，控制关羽痛觉的组织便是神经组织。神经组织具有接收、整合和传递信息等作用。

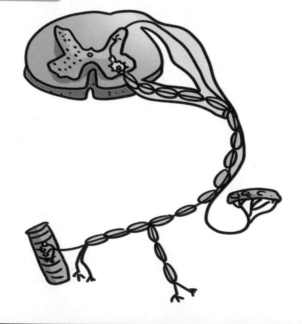

3. 骨骼：支撑身体的框架

骨骼组成了身体的框架，称为骨架。

如果没有骨架，身体将会瘫软。成年人的骨骼有206块。其中，颅骨29块（包括听小骨6块），躯干骨51块，四肢骨126块（上肢骨64块，下肢骨62块）。

婴儿体内有300多块骨骼。但随着年龄的增长，一些骨骼慢慢闭合，骨骼数最终固定。

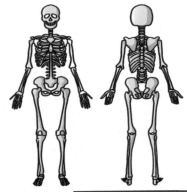

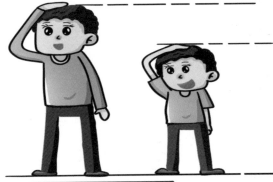

骨骼通过吸收水和盐等成分变粗、变长，这就是我们长个子的秘密。

20岁左右骨骼发育成熟，不再生长。而随着年龄的增加，骨骼中的有机质会逐渐流失。所以老年人的骨头更硬更脆，跌倒后更容易骨折。

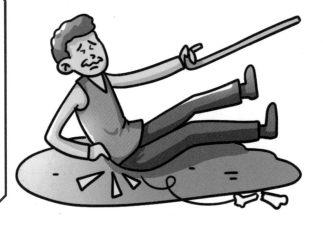

骨骼不仅支撑我们的身体，还保护大脑、心脏、肺等器官。此外，骨骼还参与造血。

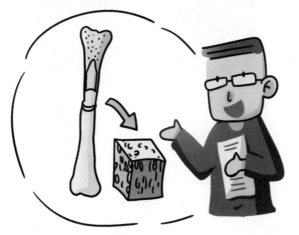

你知道吗？

你需要摄取钙来使骨骼变硬。

人体超过1/4数量的骨骼位于双手。也正因为如此，我们的双手才极为灵活。

你与长颈鹿拥有同样数量的颈椎骨，都是7块。

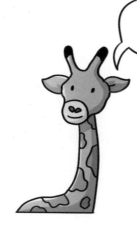

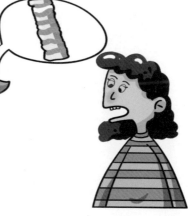

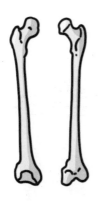

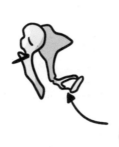

股骨（大腿骨）是人体内最长的骨骼，镫骨是人体内最小的骨骼，存在于耳朵中，还没有一粒米大。

4. 肌肉：运动让我们有力量

肌肉是一种通过收缩来移动身体各个部分的组织。

我们大约有639块肌肉，它靠长长的肌腱附着在骨骼上。

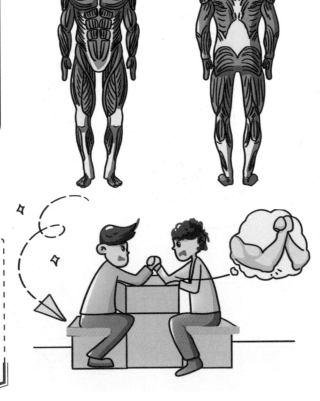

当我们掰腕子、用力弯曲胳膊时，肩膀到手肘之间会有一处突起，这里面包裹着的就是我们的肌肉。

肌肉有3种类型。

骨骼肌可以移动骨骼，在人体内分布最多的肌肉。心肌使心脏持续跳动。平滑肌位于空腔脏器，如消化道内等。

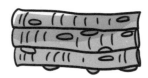
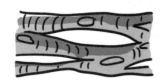
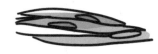

注意

平滑肌不受你的控制，它们自己控制自己！

肌肉是如何工作的?

骨骼肌在用力的时候会变得又粗又短,而在放松时会舒展开。骨骼肌之所以会有如此变化,是因为执行了大脑的命令。比如,当你想要抓握东西时,大脑命令肌肉变短,拉动手部和上肢的骨骼。肌肉工作需要相互牵动,所以都是成对工作的。比如,肱二头肌使前臂弯曲,肱三头肌使其伸直。

肌肉需要氧气产生能量。如果你在运动中耗尽氧气,肌肉就会在无氧状态下产生能量和一种叫乳酸的代谢物。这种代谢物聚积在肌肉中,会使肌肉疼痛。

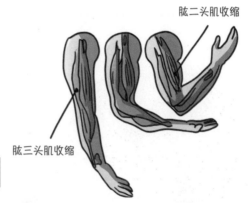

肱二头肌收缩

肱三头肌收缩

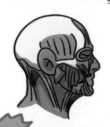
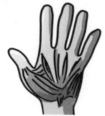
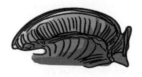

知识小拓展

肌肉最多的地方是脸部;

肌肉最少的地方是手掌心和脚掌心;

最发达的肌肉是舌头;

最勤劳的肌肉是心肌;

体积和力量最大的肌肉是股四头肌(属于大腿肌肉)。

5. 神经系统：身体各部门的指挥官

我们的神经系统好像一张密集的大网，由中枢神经系统和周围神经系统组成。神经传导信息的速度极快，从大脚趾到脊髓只需要0.01秒。

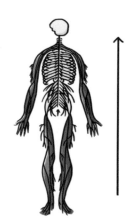

0.01 秒

大脑是中枢神经系统的核心。

它像一台精密的计算机，掌控着人们的行动、思维。大脑由千亿个神经细胞（神经元）组成，它们彼此相连，时刻传递着信息。大脑正常运转要消耗体内20%的能量。

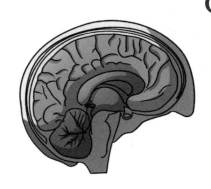

知识小拓展

有时候，我们用"脑袋进水"来调侃一个人糊里糊涂。实际上，我们的大脑里大约80%都是水。在医学上，脑子里积水（脑脊液）过多，的确会导致意识不清等症状。

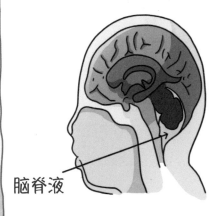

脑脊液

脑与脊髓共同构成了中枢神经系统。

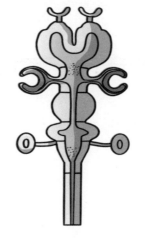

中枢神经系统

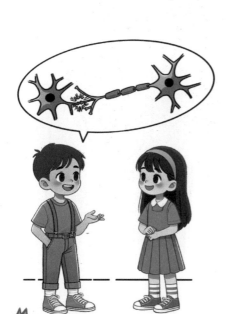

脑神经细胞又叫神经元，一个神经元有一个细胞体和若干树突。轴突可以联系其他的神经元。

知识小拓展

脑神经共 12 对，主要支配头、面部器官的感觉和运动。

脊神经是由脊神经前根和后跟组成。在椎间孔处合成脊神经干，共 31 对。

内脏神经是周围神经的一部分，主要分布于内脏等器官。

脊髓横截面

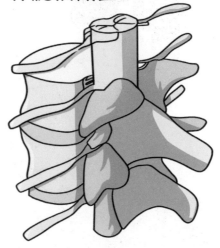

6. 心脏和血液：身体机器的加油站和汽油

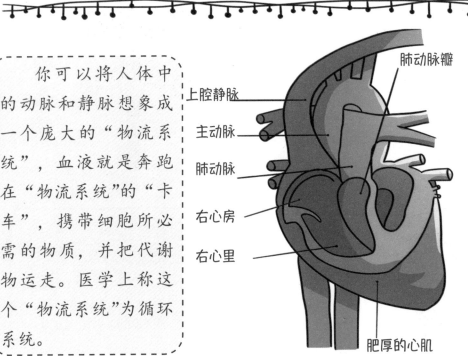

你可以将人体中的动脉和静脉想象成一个庞大的"物流系统"，血液就是奔跑在"物流系统"的"卡车"，携带细胞所必需的物质，并把代谢物运走。医学上称这个"物流系统"为循环系统。

肺动脉瓣

上腔静脉

主动脉

肺动脉

右心房

右心里

肥厚的心肌

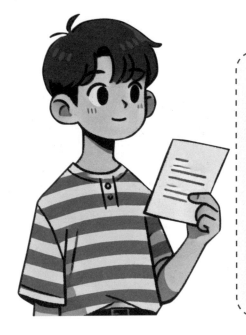

心脏与我们自己的拳头差不多大，它负责将血液泵到血管，将氧气输送给细胞，并将代谢物带走。心脏分为左心房、左心室、右心房、右心室四腔。心脏通过心肌有节奏的收缩和舒张引起搏动，推动着血液的流动。

血液通过血管，从心脏流到体内各个地方。血管分为动脉、静脉和毛细血管。

血液从左心室出发通过动脉流经动脉各级分支，从各级分支流向全身各器官的毛细血管通过物质和气体转换流向静脉，从静脉流向右心房，这一循环叫做体循环或大循环。

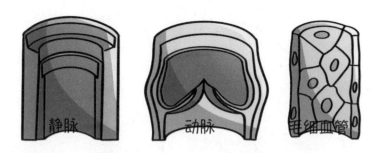

静脉　　　　动脉　　　毛细血管

当血液从右心房流向右心室（静脉血）从右心室流向左心房（动脉血），从左心房流向左心室（动脉血），新的体循环又开始了。

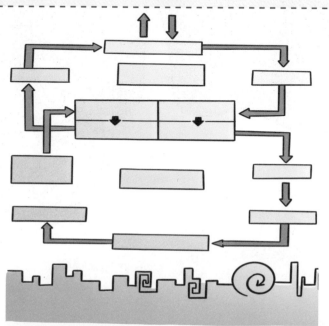

7. 肺：氧气、血液的加工厂

你需要24小时不间断呼吸以摄取氧气维持生命。

呼吸从吸气开始，经由气管进入肺部，氧气在肺部被交换到血液中，同时，二氧化碳也从血液进入肺部。

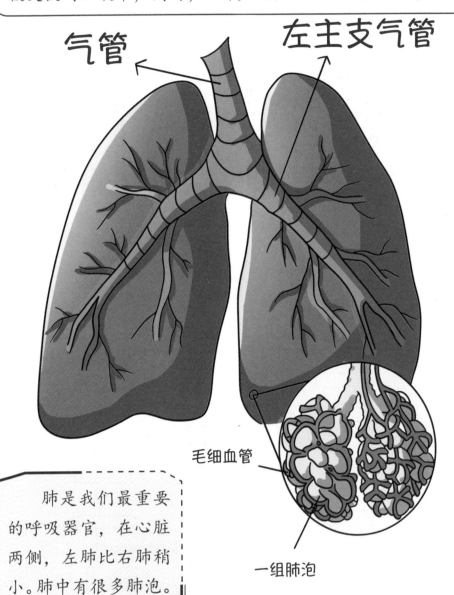

气管

左主支气管

毛细血管

一组肺泡

肺是我们最重要的呼吸器官，在心脏两侧，左肺比右肺稍小。肺中有很多肺泡。

当人吸入空气时，空气快速通过咽部、喉部、气管，最终进入肺中。气管内壁有数以百万计的纤毛，它们像波浪一样摆动着，随时清扫随空气进入血管的黏液、微生物和灰尘。这些异物会被以咳嗽的方式排出气管。

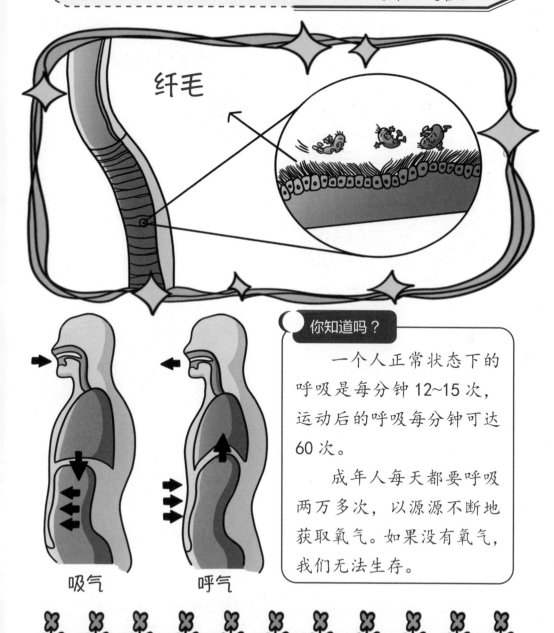

纤毛

吸气　　　呼气

你知道吗？

一个人正常状态下的呼吸是每分钟12~15次，运动后的呼吸每分钟可达60次。

成年人每天都要呼吸两万多次，以源源不断地获取氧气。如果没有氧气，我们无法生存。

8.胃、肠、肝：食物加工厂

消化是指我们所摄入的食物经过降解最终分解为能被吸收的物质的过程。我们身体的消化器官主要有胃、肠和肝等。

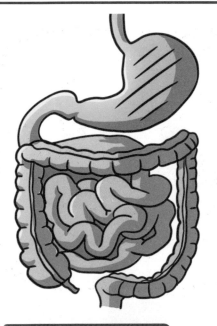

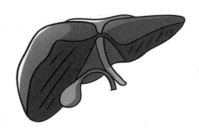

食物通过胃的出口幽门进入小肠。营养被小肠提取并吸收。

胃是我们非常重要的消化器官。

胃是我们非常重要的消化器官，分为贲门部、胃底、胃体和幽门部四部分，具有容纳和消化食物的作用。食物进入食管后，首先来到的是胃的入口贲门。

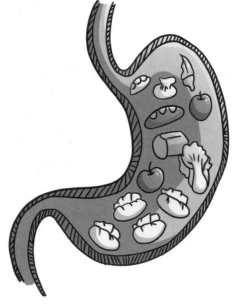

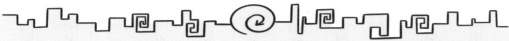

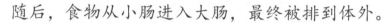

随后，食物从小肠进入大肠，最终被排到体外。

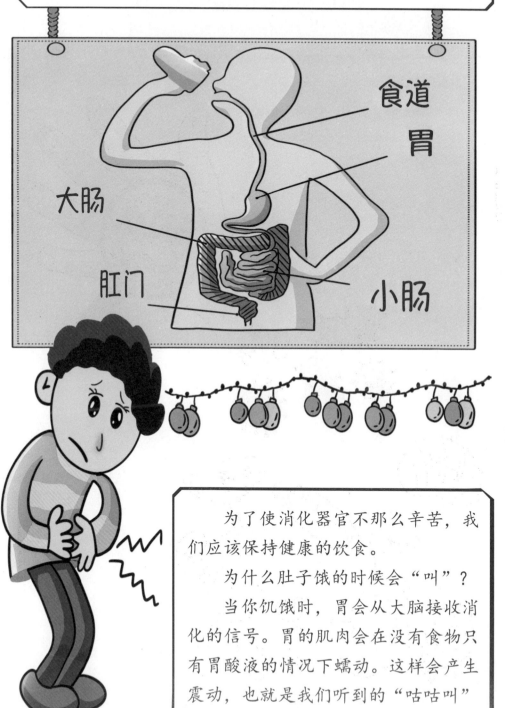

食道

胃

大肠

肛门

小肠

为了使消化器官不那么辛苦，我们应该保持健康的饮食。

为什么肚子饿的时候会"叫"？

当你饥饿时，胃会从大脑接收消化的信号。胃的肌肉会在没有食物只有胃酸液的情况下蠕动。这样会产生震动，也就是我们听到的"咕咕叫"

三、保护身体

1. 细菌是什么

你知道吗，我们的皮肤上生活着大量的细菌。它们大多数是无害的，甚至有些是对身体有益的。

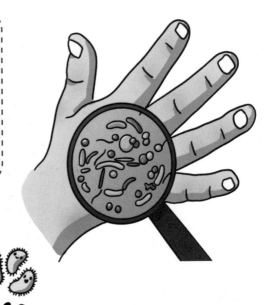

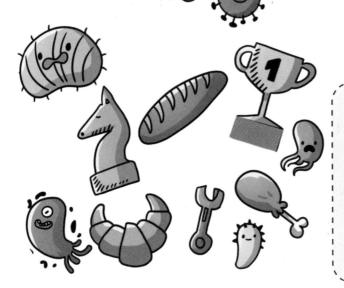

细菌无处不在。空气中、食物中、我们接触的物体上，到处都是。

一旦接触了有害细菌，人体就会生病。

苍蝇、蚊子、老鼠、蟑螂是大量有害细菌的携带者，所以被我们称为"四害"。

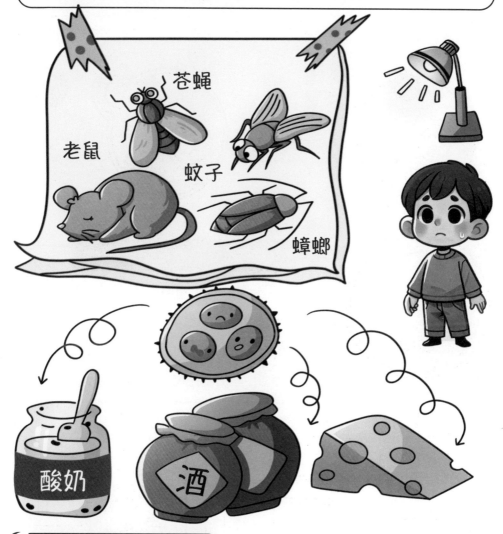

苍蝇

老鼠

蚊子

蟑螂

酸奶

酒

细菌并不都是坏的。

科学家发现，有一些有益菌能对抗某些疾病，于是发明了抗生素。此外，有些食物的制作也需要细菌的帮忙，比如酸奶、酒和奶酪等。

2. 病毒是什么

病毒没有细胞壁，不能将食物转化为能量，需要宿主才能存活并繁殖。

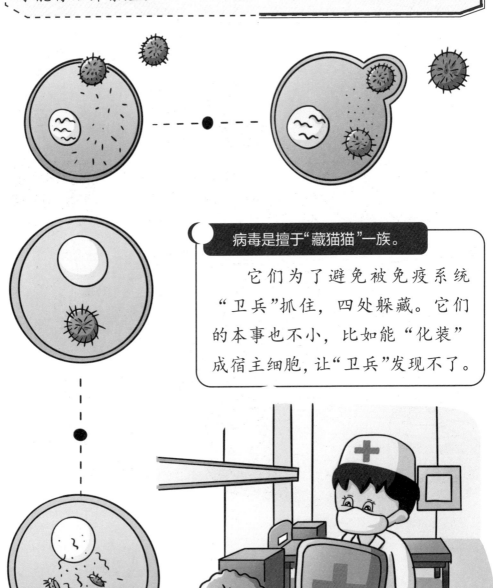

病毒是擅于"藏猫猫"一族。

它们为了避免被免疫系统"卫兵"抓住，四处躲藏。它们的本事也不小，比如能"化装"成宿主细胞，让"卫兵"发现不了。

病毒很容易进入人体。有时候，它们会趁着我们吸气时进入身体。有时候，它们会潜伏在食物上进入我们的身体。有时候，它们会从伤口进入我们的身体。

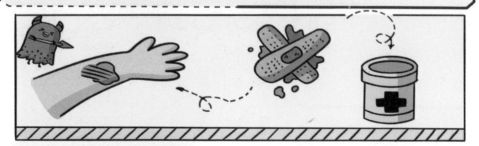

绝大多数病毒比细菌小很多。

它们既能攻击人类，也能攻击细菌、植物和动物。一些病毒没有传染性，而另一些病毒则有传染性。

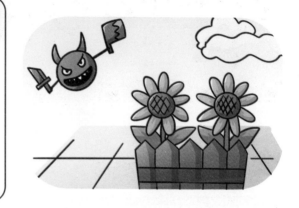

病毒引起的疾病，只能靠人体的自身免疫力痊愈。如果我们的免疫系统有缺陷，或者病毒过于强大，身体将受到巨大的破坏。

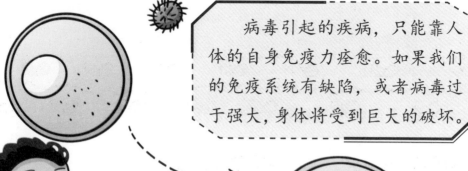

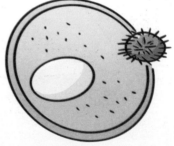

3. 免疫系统：保卫身体健康的战士们

免疫即"免除疫病"，是我们抵抗外界环境有害物质所产生的保护性反应。

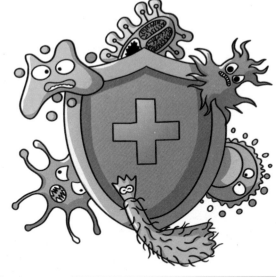

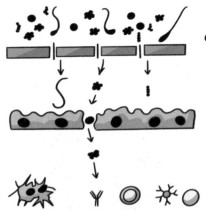

我们的免疫系统覆盖全身，给了我们三道免疫防线。

我们的第一道防线是拒绝和排出。

我们的皮肤、唾液等会把有害物质拒之门外。我们的呼吸道、胃肠道等，会把有害物质排到体外。

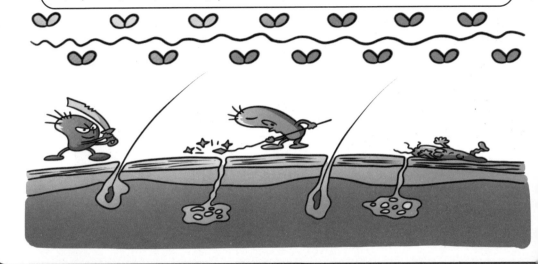

我们的第二道防线是体内白细胞等的守护。

狡猾的有害物质进入人体后，白细胞们吞噬、对抗它们。对抗的过程牺牲巨大。我们有时发炎了，就是体内细胞与有害物质对抗的原因。

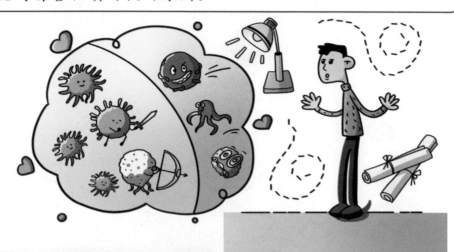

我们的第三道防线是免疫器官。

有害物质过于强悍，免疫器官们派出了我们的"特种兵"。免疫细胞们与有害物质进行"厮杀"，为保卫我们的身体而奋斗。

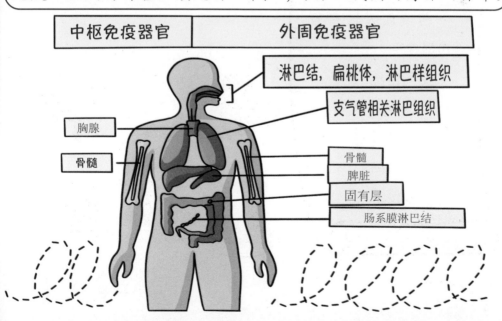

中枢免疫器官	外周免疫器官

淋巴结，扁桃体，淋巴样组织

支气管相关淋巴组织

胸腺

骨髓

骨髓
脾脏
固有层
肠系膜淋巴结

4. 什么是传染病

　　传染病是由各种病原体引起的能在人与人、动物与动物或人与动物之间相互传播的疾病。具有传染性的疾病很多，但并不全都能引起人们的注意，一些症状轻的传染病，有可能"悄悄地来，悄悄地走"。

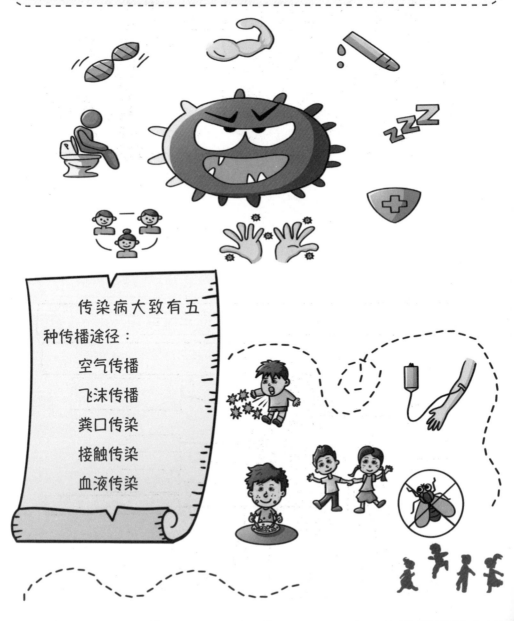

传染病大致有五
种传播途径：
　　空气传播
　　飞沫传播
　　粪口传染
　　接触传染
　　血液传染

如何防治传染病呢?

要控制传染源，
切断传播途径，
保护易感人群。

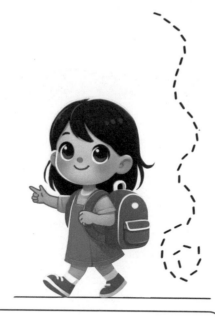

你知道吗?

每个人一生要经过很多次的感染，但能引起传染病的很少。这要感谢我们身体的抗病能力。

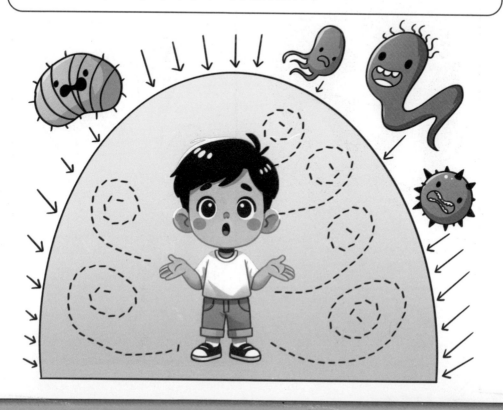

5. 皮肤和毛发：与外界亲密接触的器官们

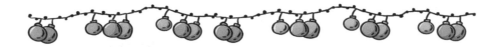

人的皮肤、毛发和指甲是看得见的人体屏障，把身体内部与外界分开。毛发和指甲是皮肤的延伸，主要由角蛋白组成。

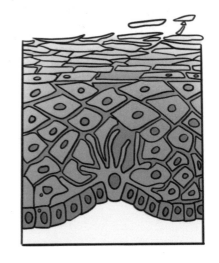

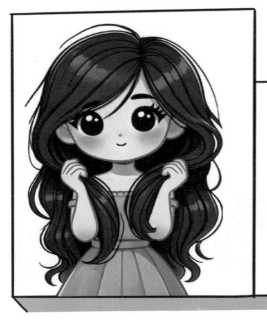

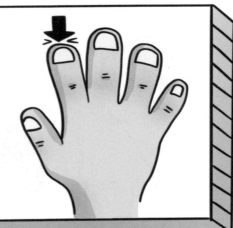

它由表皮和真皮组成，覆盖了我们的全身。皮肤有保护机体、排泄汗液、调节体温、辅助呼吸等作用。

毛囊可以让毛发生长和分泌皮脂。

如果毛囊分泌的皮脂堵塞了毛孔，就会形成"黑头"和"粉刺"。

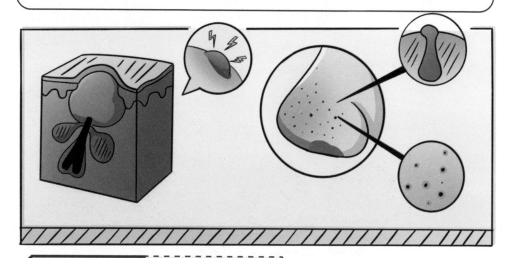

指甲根嵌在表皮下的皮肤里。指甲根里的活细胞分裂，指甲就生长了。

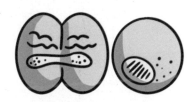

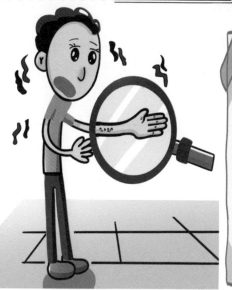

知识小拓展

汗毛直立

当我们感到寒冷或看恐怖片受到惊吓时，毛囊周围的肌肉就会收缩，导致汗毛直立。汗毛不明显的人会"起鸡皮疙瘩"。

6.保护牙齿：牙好，胃口才好

我们的牙齿是人体中最坚硬的组织。

牙齿最外层的牙釉质的硬度仅次于金刚石，但这并不代表牙齿无坚不摧，口腔中的细菌产生的酸性物质就是牙齿最大的敌人。

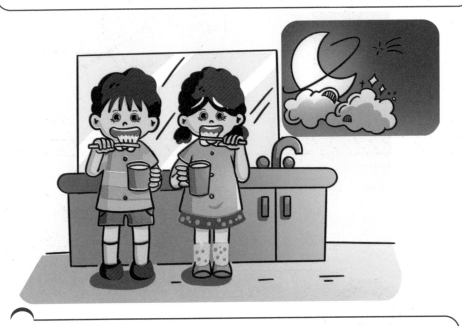

从外部观察，牙齿由牙冠、牙根和牙颈3部分组成。

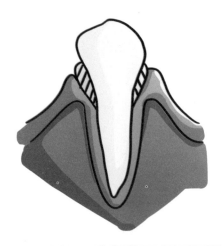

可千万别小瞧牙齿，它们的健康与否影响着许多重要器官，比如心、脑、肺等。

　　龋齿和牙周炎是最常见的口腔疾病，尤其是龋齿，已经被世界卫生组织列为全世界重点防治的三大疾病之一。仔细观察你的牙齿，有没有黑点、缺损？这些特点是龋齿的早期症状。

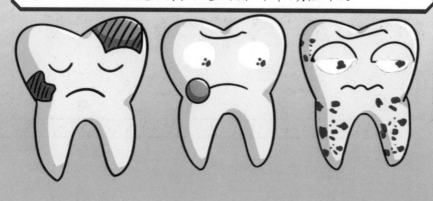

　　口腔内的残留食物会产生酸性物质，它们就是腐蚀牙齿的罪魁祸首。所以，餐后漱口和刷牙是预防龋齿的有效手段。

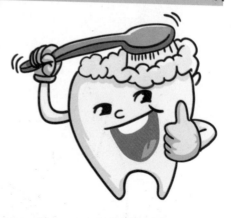

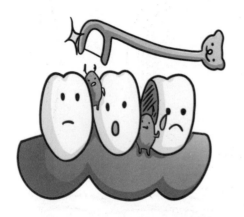

　　含氟牙膏中的氟可以预防龋齿。

　　超过10岁的儿童，可以学习使用牙线。它们深入牙齿缝隙中，清洁残渣。

7. 保护眼睛：眼保健操不能少

眼睛让我们能看到五彩的世界。你知道眼睛是如何工作的吗？

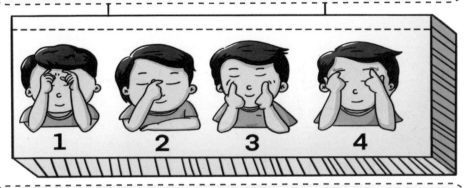

眼睛的工作方式有点像照相机。光照射到物体上，反射到眼睛的角膜。角膜后方的晶状体进一步调节，在视网膜上形成一副上下颠倒的影像传送给大脑。随后，大脑会将其处理成我们能够理解的影像。

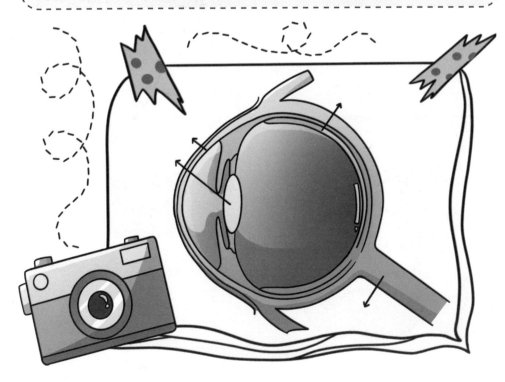

你知道吗?

　　眼睛会对不同亮度的光线做出不同的反应。眼睛中，有颜色的部分称为虹膜，虹膜中间的小孔称为瞳孔。在光线较强时，瞳孔会收缩，防止过多光线进入眼中对其造成伤害。当光线较弱时，瞳孔会放大，以便更多的光线进入眼中。

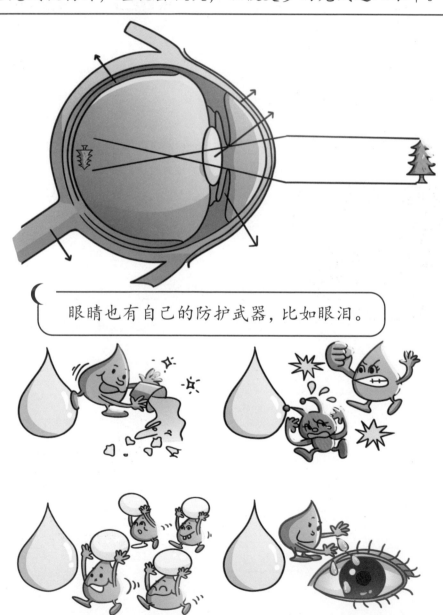

　　眼睛也有自己的防护武器，比如眼泪。

8. 眼部结构与功能

我们的眼睑、睫毛和眉毛都具有保护眼睛的作用。

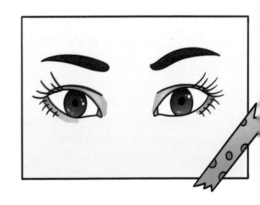

眼睑像一个盖子一样盖在眼球上，不仅防止异物进入眼睛，也能调节进入眼睛的光线的多少。

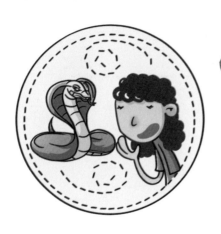

知识小贴士

蛇的眼睛上有一层透明薄膜，没有眼睑。很多鱼类是没有眼睑的。

睫毛的根部有很多神经，只要感受到有异物进入眼睛，眼睑就会自动闭合。

知识小贴士

长期生活在沙漠的骆驼拥有两层长长的睫毛，这是为了防止沙子进入眼睛呀。

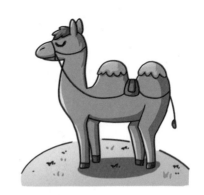

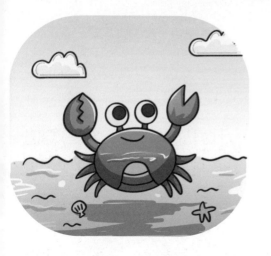

眉毛也能保护眼睛，它们阻挡汗水流入眼中。除了人类，其他动物几乎都没有眉毛。

说到眼睛，就不得不提视力。能够分辨物体形状的能力叫做视力。视力最好的是鸟类，它们可以看清很远的物体。

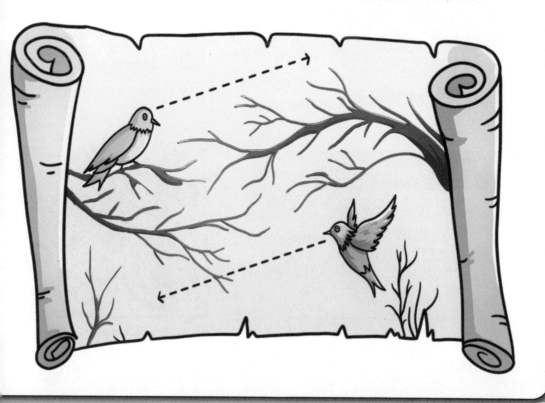

四、健康的饮食习惯

1. 健康饮食

饮食对我们的身体健康至关重要。健康饮食意味着我们每天摄入的饮料和食物应当多样化，并在分量和质量上保持均衡。

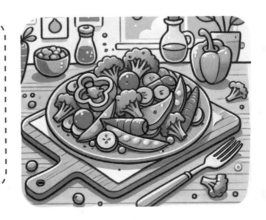

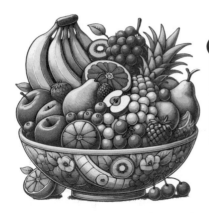

多吃新鲜水果和蔬菜。

水果和蔬菜富含维生素、矿物质和膳食纤维，它们有助于增强免疫系统和促进消化。

摄入适量的蛋白质。

蛋白质有助于修复和生成新细胞。优质的蛋白质可以从鱼类、肉类和豆类等食品中获取。

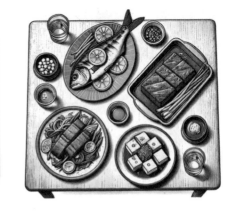

避免高糖、高脂肪和高盐的食品。

这些食品容易导致体重增加，诱发高血压和心血管疾病。日常饮食应尽量减少这些食物的摄入。

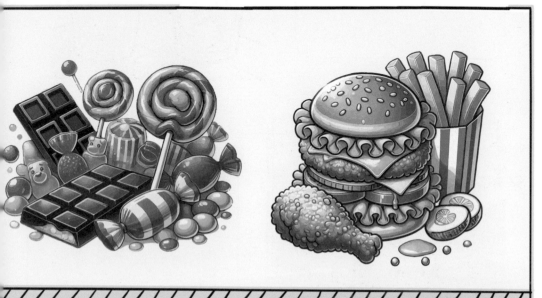

少吃加工食品和快餐。

加工食品和快餐通常含有多种食物添加剂，食用过量有害身体健康。

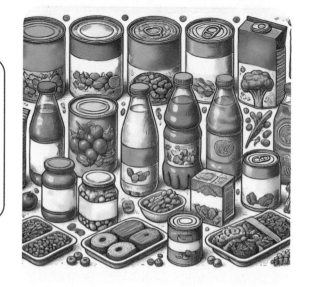

注意饮食的温度。

　　避免食用过热或过冷的食物。温度适中的食物有助于消化和营养吸收。

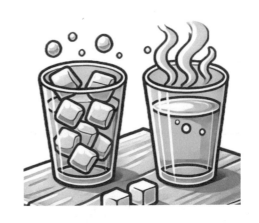

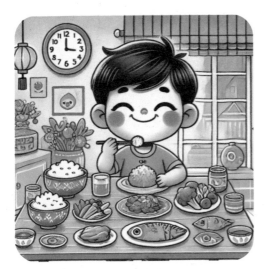

注意饮食的多样性。

　　不同的食物中含有不同的营养素，均衡的饮食能确保身体获得更全面的营养。

尽量选择天然、未经加工的食材。

　　相较于加工食品，天然食品通常更健康，营养价值更高。

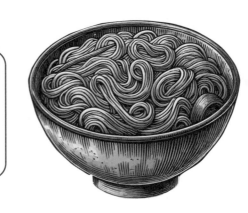

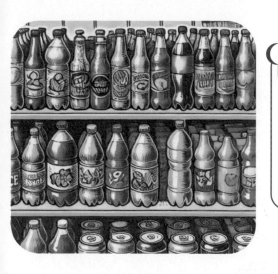

控制饮料的摄入量。

饮料的含糖量较高，容易引发蛀牙和肥胖等一系列问题。因此，要控制饮料的摄入量。

细嚼慢咽。

充分咀嚼食物可以减轻胃的负担，让食物更好地消化和吸收。

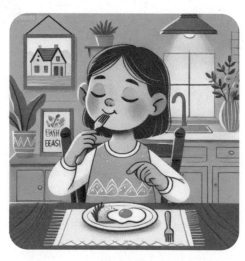

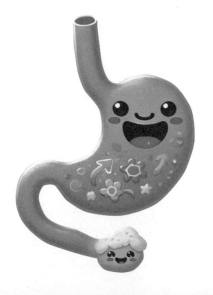

养成良好的饮食习惯。

按时吃饭、适量饮食、细嚼慢咽、避免过饱，这些饮食习惯有助于肠胃健康和营养吸收。

2. 足量喝水

水是生命之源，人体的 70% 是由水组成的。我们每天都需要摄入足够的水分来维持身体机能的正常运转。

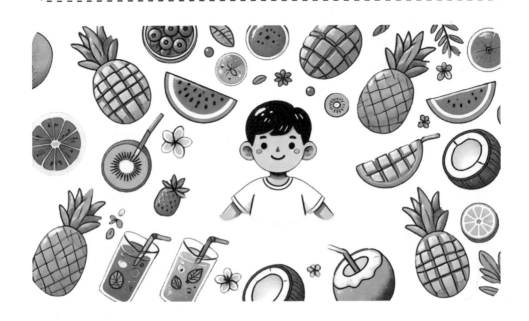

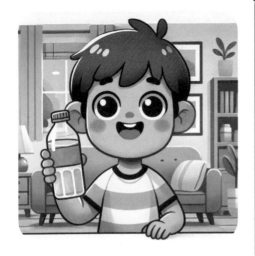

适量饮水。

根据《中国居民膳食指南》，成年人每日饮水量应在 1500～1700 毫升，以 200 毫升的水杯测量，是八九杯。但是，由于每个人对水的需求量不同，因此要根据自身情况做出判断。

不喝含咖啡因的饮品。

咖啡中的某些物质会影响青少年神经系统的正常发育，其兴奋作用可能导致睡眠障碍，因此青少年不要喝含咖啡因的饮品。

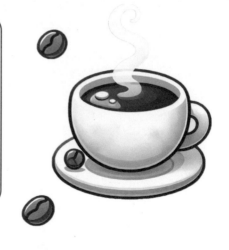

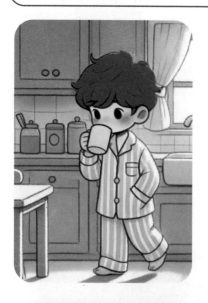

早晨起床后先喝一杯温水。。

早上起床后身体处于缺水状态，此时喝一杯温水不但能补充身体所需要的水分，而且能够加速身体的新陈代谢。

饭前饭后喝点水。

饭前饮水可以增加饱腹感，控制饮食量。饭后饮水可以清洁口腔和食道，有助于食物的消化和吸收。但是，饭前饭后不要过量饮水，一小杯即可。

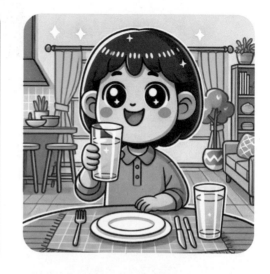

及时补水。

运动后出汗较多，此时身体失去大量的水分，应适当补水以预防脱水。干燥的天气和寒冷的季节，也要注意补充水分。

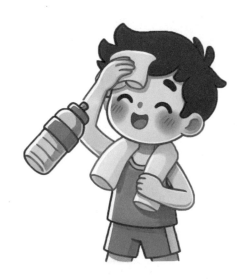

按时喝水。

当人们感到口渴时，说明身体已经处于缺水状态了。因此，不要等到口渴时才喝水，应按时喝水，保持身体的水分平衡。

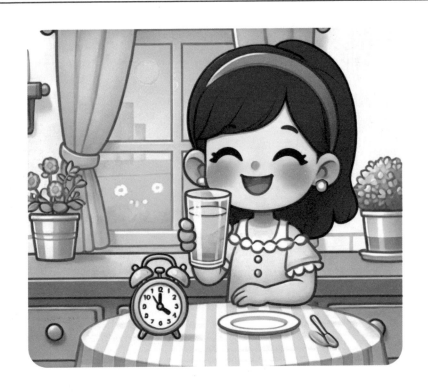

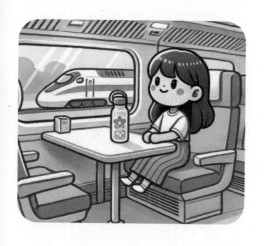

随身带水。

　　养成随身带水的习惯，尤其在户外运动或者长途旅行时，可以随时补充水分。

记录每日饮水量。

　　可以使用带刻度的水杯或者水壶记录每日的饮水量。

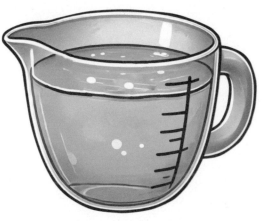

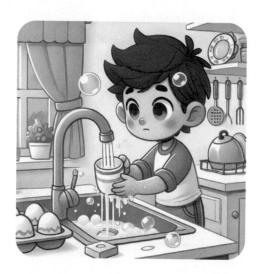

使用安全卫生的饮水器具。

　　饮水器具的整洁十分重要，要确保饮水器具的清洁与安全，防止水受到污染。

3. 水果和蔬菜很重要

水果和蔬菜是健康饮食的重要组成部分，它们富含维生素、矿物质和膳食纤维，有助于增强免疫系统、促进消化和预防疾病，对维持我们的身体健康起到了至关重要的作用。

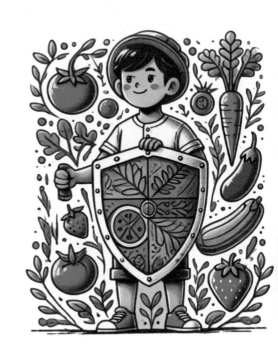

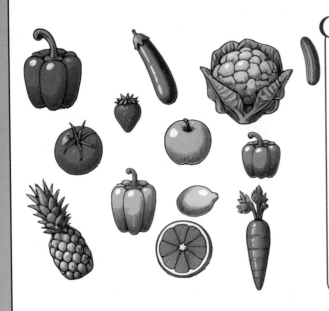

每天至少吃5种不同颜色的水果和蔬菜。

不同颜色的水果和蔬菜含有不同的营养素，这些营养素可以为身体提供多种营养成分，丰富多样的营养摄入能够更好地维持健康。

选择应季水果和蔬菜。

　　应季水果和蔬菜通常更加新鲜，含有更高的营养价值，并且更符合自然生长周期。

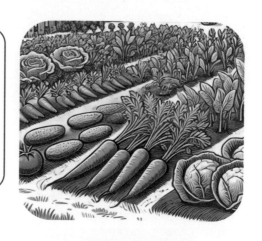

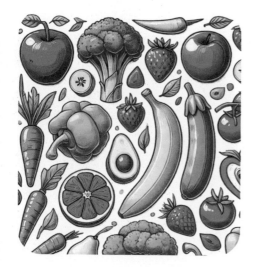

吃新鲜的水果和蔬菜。

　　新鲜的水果和蔬菜营养价值最高，而长时间存放会导致水果和蔬菜的营养流失。

用水果和蔬菜代替零食。

　　水果和蔬菜是健康的零食选择，既可以带来爽脆的口感，也可以减少不健康的食品的摄入。

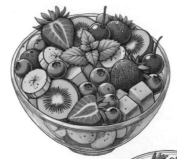

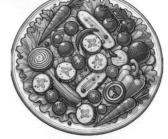

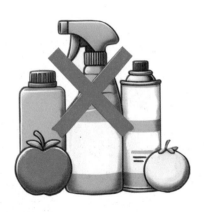

注意清洗干净。

　　水果和蔬菜在食用前应彻底清洗，以去除农药残留和污垢，确保食物安全。

生吃和熟吃结合。

　　有些蔬菜和水果生吃更营养，而有些则需要烹饪后才能释放更多的营养素，这种结合的方式不仅能丰富我们的饮食方式，还能保证多种营养的有效吸收。

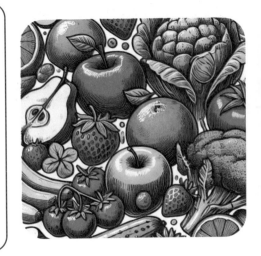

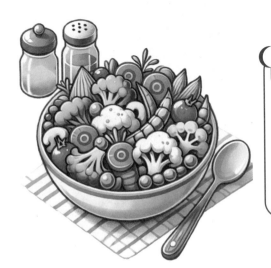

少油少盐。

　　烹饪蔬菜应少油少盐，保持原汁原味，同时最大限度地保留蔬菜的营养成分。

4. 健康的饮食习惯

良好的饮食习惯对保持身体健康、预防疾病、促进身体和心灵的和谐发展至关重要。

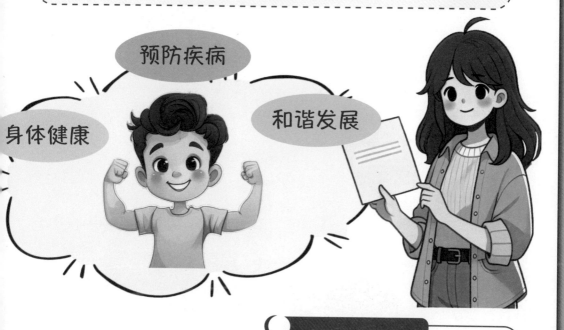

预防疾病

身体健康

和谐发展

定时定量进餐。

保持规律的饮食习惯，固定用餐时间和量，避免暴饮暴食，这样可以保证消化系统的正常运转。

饭前洗手。

　　保持手部清洁，防止病菌通过食物进入体内，避免患病。

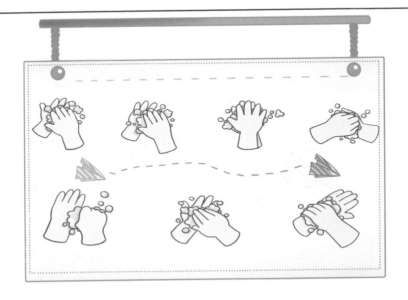

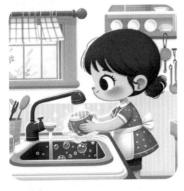

注意饮食卫生。

　　餐前洗手、饭后漱口、保持餐具清洁等良好饮食习惯，有助于预防病菌入侵。

食物多样化。

　　保持食物种类的丰富多样，确保摄入足够的营养素，维持身体健康。

少吃零食。

尤其是高糖、高盐和高脂肪的零食，这些食品会影响正餐的摄入，导致营养不良。

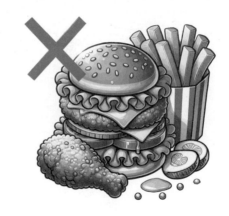

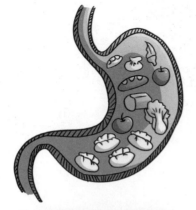

避免饭后立刻剧烈运动。

给胃肠道留出适当的休息时间，有助于食物消化和吸收。

饭后可以散步。

适度的运动有助于促进消化，但应避免剧烈运动。

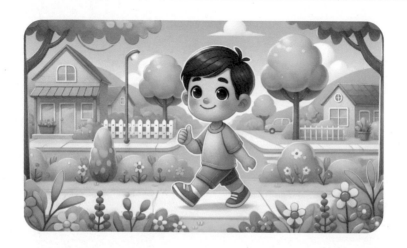

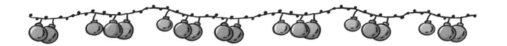

丰富的早餐。

早餐被誉为一日三餐中的"黄金餐"。在一夜的休息后，早餐为我们的身体补充能量和营养，让我们精神饱满地开始新一天的学习与生活。因此，确保早餐营养均衡至关重要。早餐应当涵盖蛋白质、碳水化合物、脂肪、维生素以及矿物质等多种必需营养素，以确保全面均衡的膳食。例如，一份均衡的早餐组合可以这样：一碗燕麦粥，加入一些坚果和新鲜水果；一杯豆浆或低脂牛奶；一个煮鸡蛋或一些煎蛋；还可以加上一些蔬菜色拉。

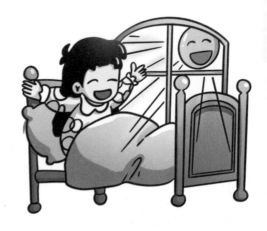

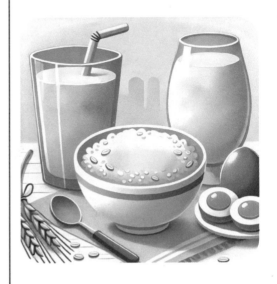

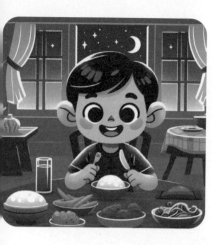

控制晚餐的分量和时间。

晚餐吃过多或过晚会增加消化系统的负担，影响睡眠质量，应在睡前 2～3 小时进食。

按时吃饭，不挑食、不偏食。

规律的饮食有助于身体维持血糖水平的稳定，而暴饮暴食等不规律的饮食可能导致营养不良。

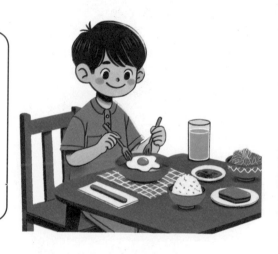

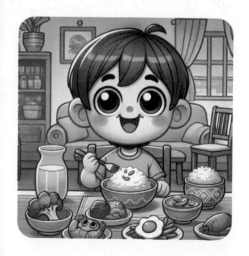

吃饭时保持愉快的心情。

避免在用餐时情绪低落或焦虑，良好的心态有助于食物的消化和吸收。

5.了解食物的来源

了解食物从哪儿来，不仅能帮助我们挑选到更健康的食物，还能培养我们珍惜食物、保护环境的意识。

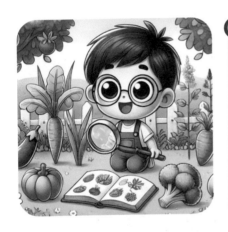

认识常见的蔬菜、水果和谷物。

通过了解蔬菜、水果和谷物的生长习性和特性，让我们对大自然充满好奇和敬畏，并积极探索感兴趣的领域。

参观农场或一起买菜。

可以跟随父母一起去农场看看蔬菜和水果是如何生长的，或者一起去市场挑选食材，进一步了解食材如何从产地到餐桌的过程，培养环保意识。

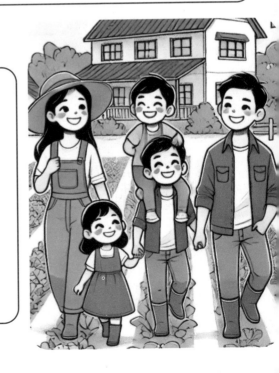

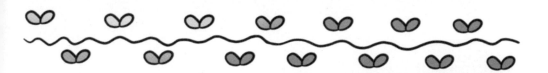

鼓励家庭种植。

　　积极参与家庭种植，可以种植一些蔬菜，既为生活增添趣味，也让孩子近距离地认识植物，进而更加珍惜食物。

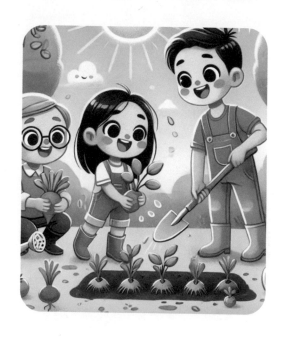

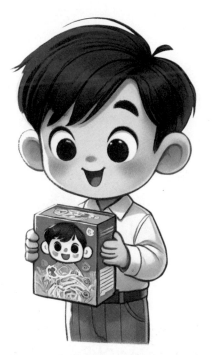

认识食品标签信息。

　　要学会看食品包装标签上的信息，通常包括原产地、成分、营养价值和日期等相关信息，可以帮助我们快速挑选食品。

识别转基因食品。

转基因食品是指利用转基因生物技术获得的转基因生物品系，并以该转基因生物为直接食品或原料加工生产的食品称为转基因食品。在我国，转基因食品强制标识，我们可以自行选择选购与否。

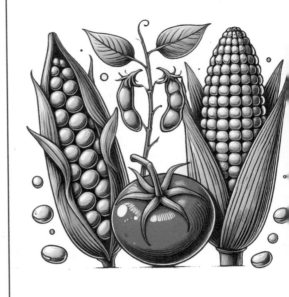

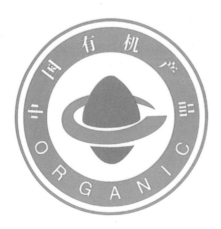

了解有机食品。

有机食品是指无污染的天然食品。通常更健康，但价格也更高，需要根据家庭的实际情况进行选择。

6. 学会选购食材

学习辨别新鲜、高品质的食材是通往健康之路的必修功课。

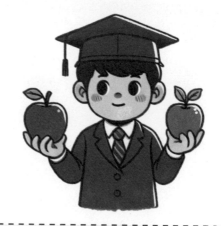

首先，要了解基本的食品分类与特点。

蔬菜与水果。

观察颜色是否鲜艳自然，无斑点或腐烂；闻其气味，新鲜果蔬应有自然的清香；触摸时，蔬菜水果应坚实且不过于软烂。

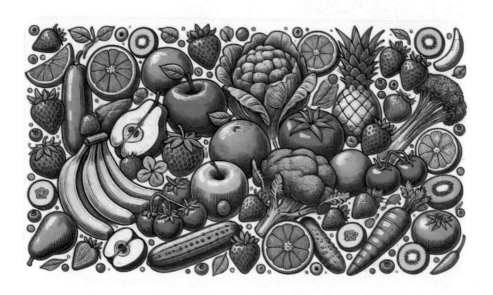

肉类与海鲜。

查看肉类表面是否干燥、有光泽，颜色均匀，无淤血或黏液；海鲜应眼睛明亮、鳞片紧密、鳃部鲜红；闻气味，避免有异味或氨味。

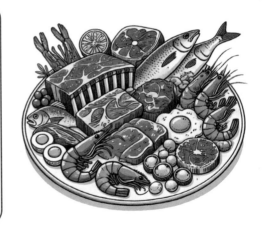

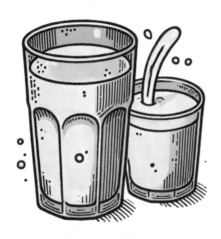

奶制品。

检查保质期，选择近期生产的；观察包装是否完整无漏，酸奶等应均匀细腻无结块；牛奶颜色应为乳白色，无沉淀。

谷物与干货。

检查有无虫蛀、霉变，颜色自然无过分鲜艳；闻其气味，应无异味。

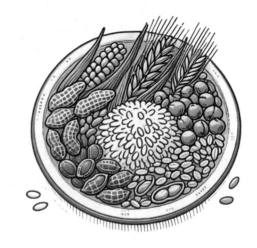

其次，掌握"看、闻、摸、问"四步法。

看：观察食材的外观，包括颜色、形状、光泽度等。

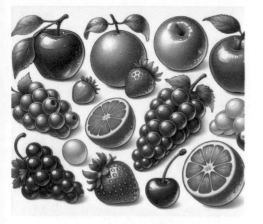

闻：用鼻子嗅闻食材的自然香气，避免有刺鼻或异味。

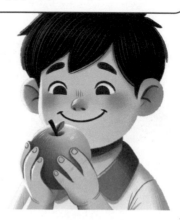

摸：适当触摸食材，感受其质地，如硬度、湿度等。

问：在不确定时，可以向销售人员询问食材的产地、生产日期等信息。

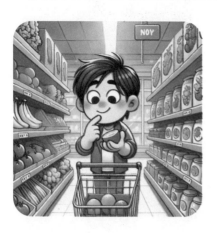

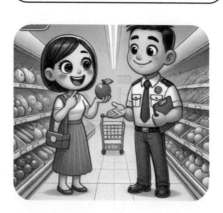

7. 学会储存食物

学会正确储存食物是一项重要的生活技能，它不仅能延长食物的保质期，减少浪费，还能确保食品安全。因此，我们要学会正确储存食物。

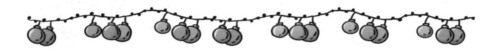

分类储存。

冷藏食品：如肉类、海鲜、乳制品、蛋类和一些即食食品应存放在冰箱冷藏室中，确保温度在4°C以下。生肉和海鲜应放在密封袋或容器中，以防止交叉污染。

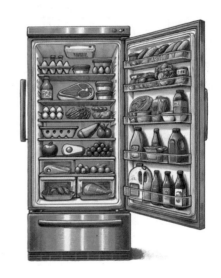

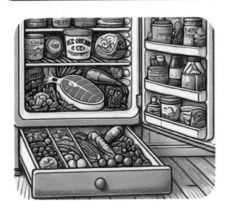

冷冻食品：对于需要长期保存的食物，如多余的肉类、海鲜、面包、冰淇淋等，应放入冷冻室，温度应保持在 -18°C 以下。

常温储存：如谷物、干果、罐头、调料等应存放在阴凉、干燥、通风的地方，避免阳光直射和高温。

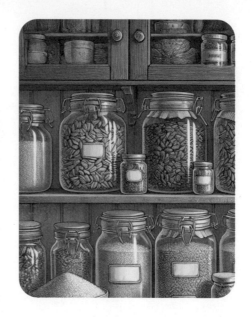

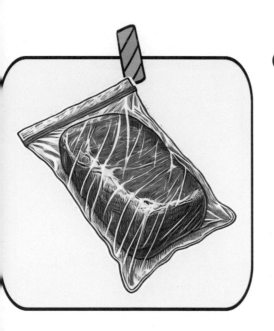

使用密封容器。

无论是冷藏还是常温储存，使用密封性好的容器或袋子来储存食物，可以防止空气、湿气和异味进入，从而延长食物的保质期。

注意储存时间。

　　每种食物都有最佳的储存期限，在储存食物之前，要查看食品包装上的保质期和生产日期，并在保质期以内食用。

　　对于开封后的食品，如调味品、酱料等，应标注开封日期，并在保质期以内使用完毕。

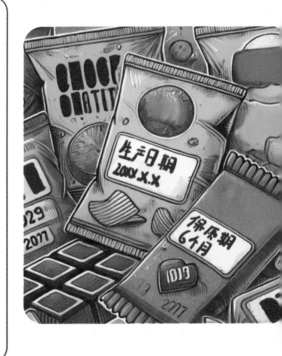

避免交叉污染。

　　生食和熟食应分开储存，避免交叉污染。

　　使用干净的容器和工具来处理食物，避免使用已接触过生肉或生海鲜的器具直接接触熟食。

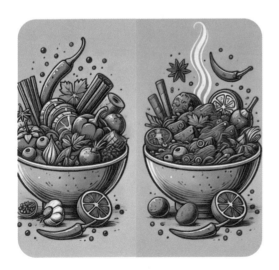

定期检查。

我们要定期检查冰箱和储藏室的食物，及时清理过期或变质的食品。

注意食物的外观、气味和口感，如有异常应停止食用。

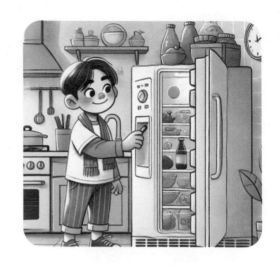

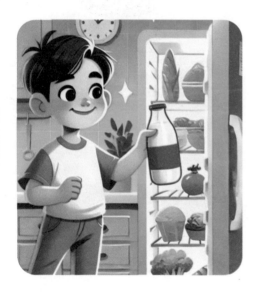

了解特殊储存需求。

有些食物需要特殊的储存条件，如水果和蔬菜可能需要通风透气，以保持新鲜；而某些奶制品则需要冷藏以保持其质地和口感。要根据食品说明书进行储存。

8. 健康的体重

体重对于保持身体健康至关重要，合适的体重不仅能预防多种疾病，还能显著提升我们的生活质量，让我们的每一天都充满活力和幸福。

了解标准体重。

可以根据年龄、性别和身高计算自己的健康体重范围。

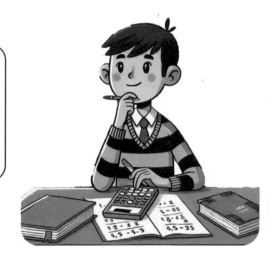

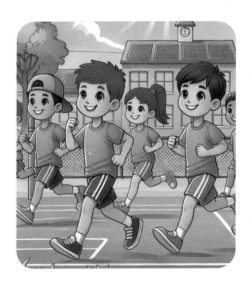

定期且适量的运动。

运动是消耗多余能量、增强体质和活力的有效方式，定期且适量的运动可以让身体保持活力和健康。

均衡饮食。

　　确保营养均衡，避免高热量食物的摄入，平衡的饮食是保持健康体重的理想基础。

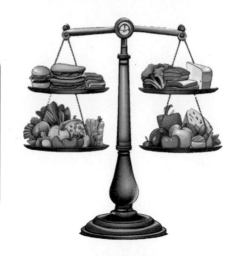

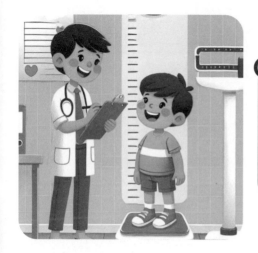

监测身高和体重。

　　定期测量身高和体重，让体重维持在健康范围内。

避免久坐。

　　久坐不仅容易增加体重，还容易引发疾病。我们应适当进行户外活动，以维持身体健康。

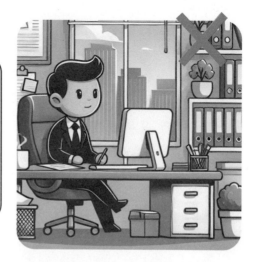

避免暴饮暴食。

有时候，我们可能因为焦虑或压力等负面情绪而暴饮暴食，这很容易让体重超标。你可以通过运动来调节食欲，并保持平和的心态。

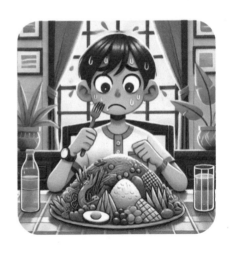

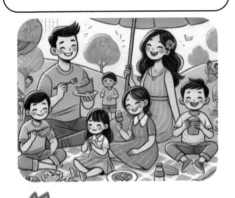

共享健康生活方式。

家庭成员可以互相监督，互相鼓励，共同培养健康的生活习惯。

知识小贴士

哪些因素影响身高？

身高受到多种因素的影响，其中遗传起着重要的作用。孩子的身高受父母身高的共同影响。遗传因素在身高方面扮演着关键角色，但并不唯一。

身高还受以下因素的影响：饮食、睡眠、运动、情绪、疾病等。你可以通过优化饮食、保证充足的睡眠、积极参与体育活动等方法，让自己长得更高！

9. 七大营养素

现代医学研究表明，人体所需的营养素多达百种，其中一些可以由自身合成，但有 40 余种必须从外界摄取。根据其功能，这些营养素可以分为七大类：

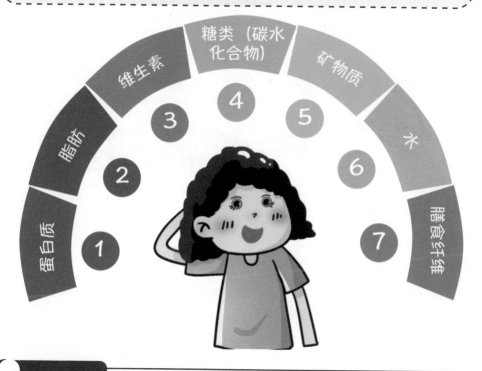

蛋白质。

　　蛋白质是生命的基础，它在体内不断合成与分解，是构成、更新和修补组织及细胞的重要成分。蛋白质参与物质代谢和生理功能调控，确保机体的生长、发育、繁殖、遗传，并供给能量。肉类、蛋类、奶制品、鱼类和豆类是主要的蛋白质来源。

脂肪。

脂肪是重要的能量来源之一，它协助对脂溶性维生素（如维生素 A、D、E、K 及胡萝卜素）的吸收，保护和固定内脏，防止热量流失，保持体温。油脂类食物是脂肪的主要来源。

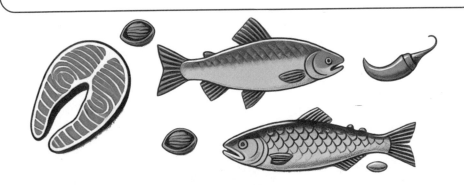

维生素。

维生素是维持人体健康所必需的物质，尽管需要量较少，但由于体内不能合成或合成量不足，必须从食物中摄取。维生素分为水溶性（如维生素 B 族、维生素 C）和脂溶性（如维生素 A、D、E、K）。维生素对人体的正常生长发育和生理功能调节至关重要。蔬菜和水果是主要的维生素来源。

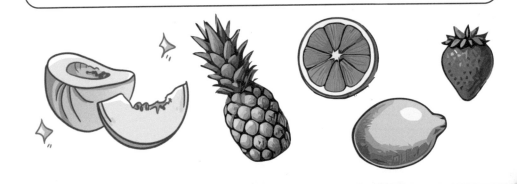

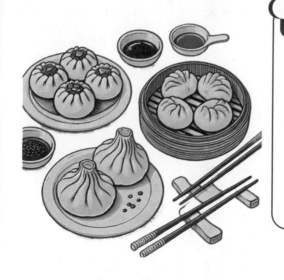

糖类（碳水化合物）。

糖类是人体的主要能源物质，提供超过70%的能量需求，也是组织和细胞的重要组成成分。谷类食物是糖类的主要来源。

矿物质。

矿物质是骨骼、牙齿和其他组织的重要成分，能够活化荷尔蒙并维持主要生理系统的正常运作，具有重要的生理调节功能。蔬菜和水果是主要的矿物质来源。

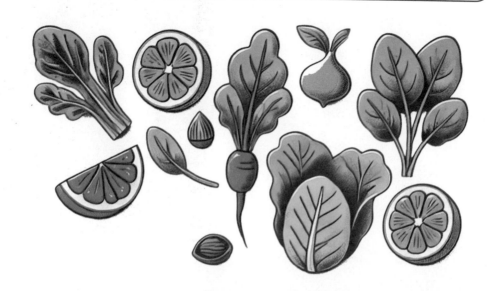

水。

水是人体内体液的主要成分，是维持生命所必需的。水具有调节体温、运输物质、促进体内化学反应和润滑的作用。日常饮用的水是维持体内水分的主要来源。

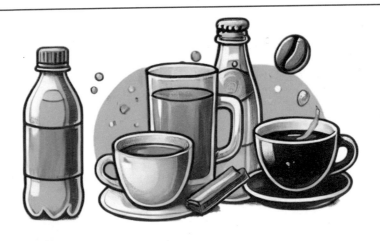

膳食纤维。

膳食纤维属于碳水化合物类，包括纤维素、半纤维素、木质素和果胶等。尽管纤维素不被人体消化吸收，但它可以促进肠道蠕动，有效预防心血管疾病和胃肠道疾病的发生，并降低血液中的胆固醇及葡萄糖的吸收。

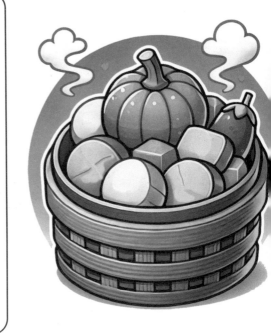

10. 营养标签的理解

学会阅读和理解食品包装上的营养标签有利于我们选择更健康的食品、保持均衡饮食，进而促进身体健康。

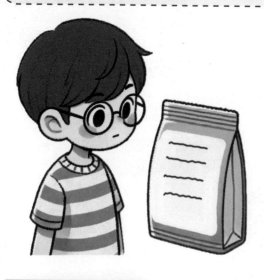

选择更健康的食品

保持均衡饮食

进而促进身体健康

关注配料列表。

配料列表是按照含量从多到少的顺序排列。排在前面的是主要成分，后面的含量越来越少。要关注糖、盐和脂肪的含量，避免摄入过多。一般来说，食品添加剂少的食品对身体更好。

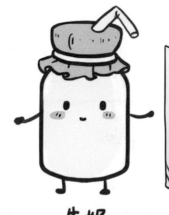

牛奶

配料表
生牛乳
白砂糖
稀奶油

解读营养素参考值（NRV）。

营养素参考值（NRV）显示了食品中每种营养素占推荐日常摄入量的百分比。通过这个百分比，您可以了解食品是否提供了您日常所需的营养素。

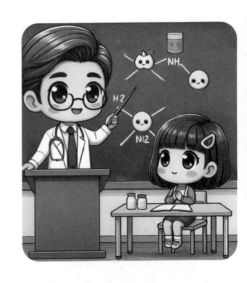

查看营养成分表。

营养成分表列出了每份食品中的营养成分含量，包括蛋白质、脂肪、碳水化合物、维生素和矿物质等。这些都是影响健康的重要因素，要满足人体日常所需但不能过量。

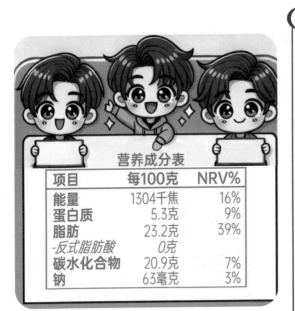

营养成分表

项目	每100克	NRV%
能量	1304千焦	16%
蛋白质	5.3克	9%
脂肪	23.2克	39%
-反式脂肪酸	0克	
碳水化合物	20.9克	7%
钠	63毫克	3%

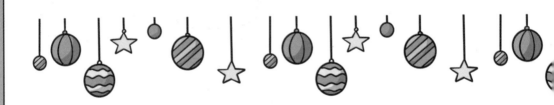

了解能量和热量。

热量通常以千卡（kcal）或千焦（kJ）为单位。了解食品提供的能量，有助于控制总热量摄入。

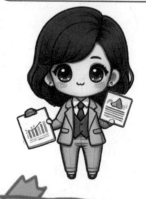

识别营销用语。

一些食品上写有"低脂"、"无糖"或"高纤维"等营销用语。要判断是否名副其实需要查看营养成分表以确认。

知识小贴士

了解食物热量表具有什么意义呢？

了解食物热量表的意义在于帮助人们更好地管理饮食和健康。通过控制热量摄入和制定合理的饮食计划，可以有效管理体重，保持营养均衡，选择低热量高营养的食物，避免高热量低营养的食物。特别对于患有慢性疾病的特殊人群、老年人和儿童，了解热量表有助于选择合适的食物，更好地管理饮食和健康。

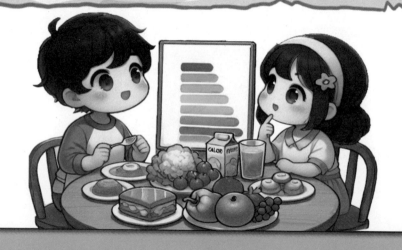

保质期和储存条件。

确保食品在有效期内，并按照标签上的指示储存。

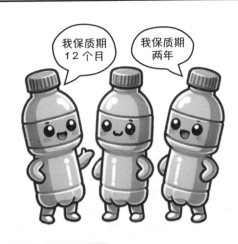

我保质期12个月

我保质期两年

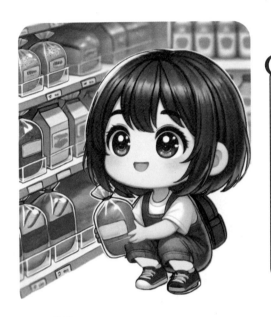

学会比较。

在购买食品时，我们要学会比较不同品牌或产品的营养成分，选择更健康的或者更符合自身饮食需求的。

知识小贴士

食物储存容器多种多样，用途也各不相同，其中玻璃和塑料容器最为常见。许多塑料容器中包含一种名为BPA（双酚A)的化学物质，这种复合物有害人体健康。相较之下，虽然玻璃容器相对较重，但它们在使用过程中更加健康。因此，选择玻璃容器是追求食品安全和健康的理想选择。

11. 什么是健康

健康。

　　现代人的健康观是整体健康，世界卫生组织提出"健康不仅是躯体没有疾病，还要具备心理健康、社会适应良好和有道德"。因此，现代人的健康内容包括：躯体健康、心理健康、心灵健康、社会健康、智力健康、道德健康、环境健康等。

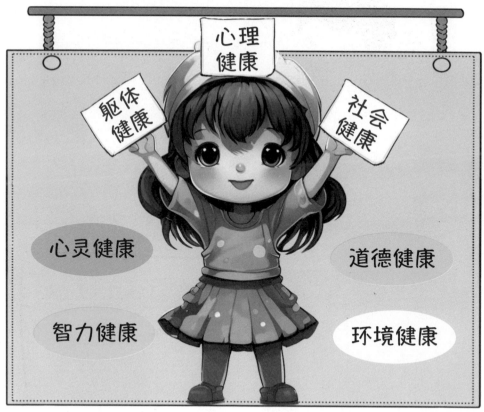

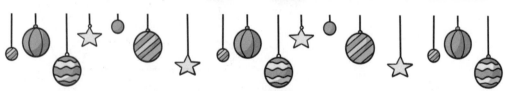

亚健康。

　　世界卫生组织认为：亚健康状态是健康与疾病之间的临界状态，仪器检查的指标正常，但人体有各种各样的不适感。亚健康与现代社会人们的不健康生活方式及所承受的社会压力不断增大有直接关系。

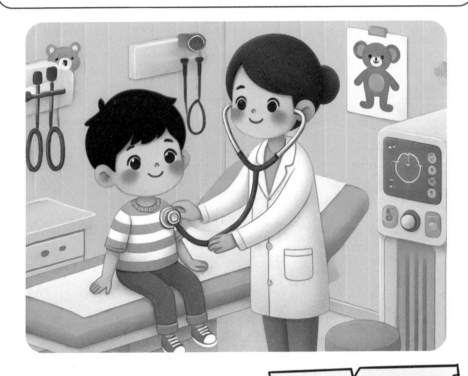

影响健康的因素。

　　人体健康受多种因素的影响和制约，主要包括行为和生活方式、生物遗传、环境、医疗卫生服务等。

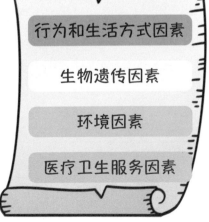

行为和生活方式因素

生物遗传因素

环境因素

医疗卫生服务因素

行为和生活方式因素。

　　行为和生活方式对健康有直接影响，包括饮食习惯、运动量、睡眠质量、是否吸烟和饮酒等。健康的生活方式可以预防许多慢性疾病，而不健康的生活方式则会增加患病风险。

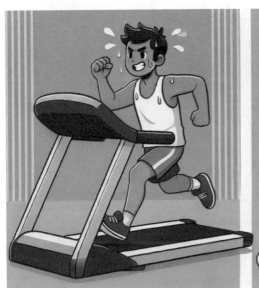
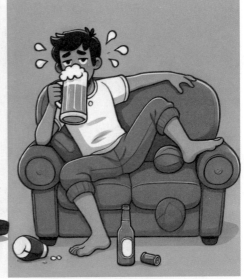

生物遗传因素。

　　遗传基因在一定程度上决定了个体的健康状况。例如，一些遗传疾病是由基因突变引起的，而家族病史也可能增加患某些疾病的风险。

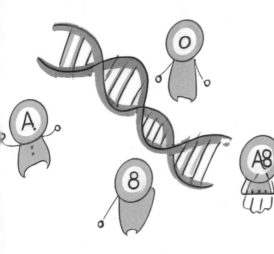

环境因素。

环境因素包括空气质量、水质、居住环境和工作环境等。这些因素对健康有重要影响，例如空气污染会导致呼吸系统患病，而不良的水质可能引发消化系统出问题。

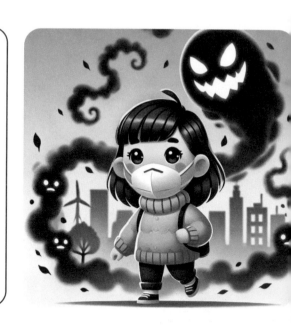

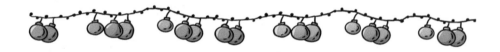

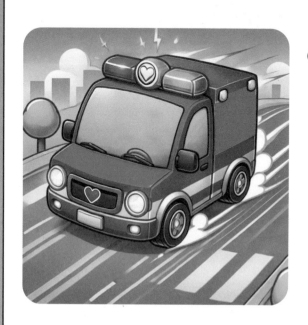

医疗卫生服务因素。

医疗卫生服务的可及性和质量也是影响健康的重要因素。完善的医疗服务体系和及时的医疗干预可以有效预防和治疗疾病，提高整体健康水平。

12. 健康教育的意义

健康教育是有计划、有组织、有系统的教育活动。健康教育对个人和社会都具有重要的意义，特别是对青少年，它奠定了终身健康的基础。

增加健康知识。

健康教育提供了关于如何保持健康的基本知识，包括均衡饮食、适量运动、心理健康维护和疾病预防等。

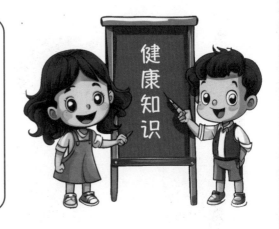

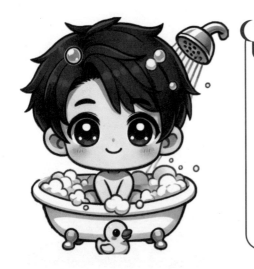

养成好习惯。

通过教育，青少年可以培养出健康的生活习惯，例如选择健康的食物、定期锻炼身体和保持个人卫生，这些习惯有助于维持健康。

提升健康素养。

健康教育不仅传授知识，更重要的是培养青少年获取、理解和处理健康信息的能力，使他们能够做出对健康有益的决策。

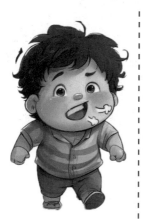
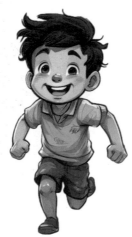

预防疾病。

通过健康教育，青少年可以学习到如何预防常见的健康问题，例如肥胖、心理健康问题和由于不良生活习惯引起的各类疾病。

促进全面发展。

健康是青少年全面发展的基石。只有在身体健康和心理健康的基础上，他们才能更好地学习、成长和参与社会活动。

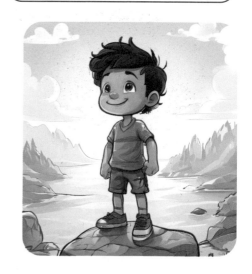

预防疾病。

　　健康教育使青少年更加了解可能面临的健康风险，提高他们自我保护的能力，有助于避免不必要的健康伤害。

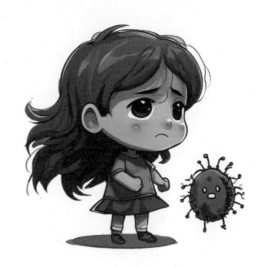

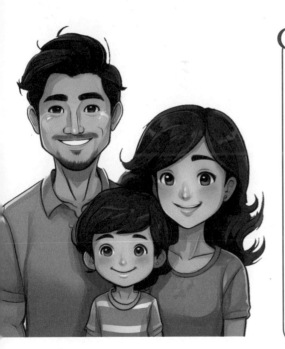

减轻家庭和社会负担。

　　健康的青少年意味着家庭的经济压力小，需要照顾的时间和资源少，同时，他们成长为社会成员后，也能减少社会医疗资源的消耗，有利于构建一个更加健康和谐的社会。

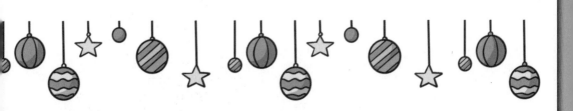

五、医护应急

1. 烫伤的应急处理

烫伤指无火焰的高温物体（如开水、热油）接触身体引起的皮肤和组织的损伤。

当我们被开水、热油、电熨斗、热水袋等烫伤时：(1) 降温。

打开水龙头，用自来水清洗伤口，在降低温度的同时减少疼痛。如果烫伤处皮肤完好，可以在自来水中浸泡 10 分钟。如果有伤口则不能浸泡，以免感染。

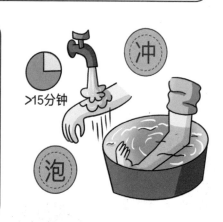

(2) 衣服。

如果烫伤处有衣服覆盖，不要急于脱衣。先用水降温，再小心脱掉衣服，以免撕裂烫伤水泡。

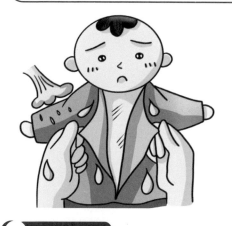

(3) 水泡。

如果烫伤水泡没有破裂，不要弄破，以免留疤。如果水泡破裂，需要打消毒针，或用棉签消毒。

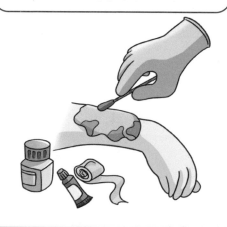

(4)包扎。

在烫伤处抹药后，要用干净卫生的纱布进行包扎，两天一换药、换纱布。一般烫伤的恢复期为两周。

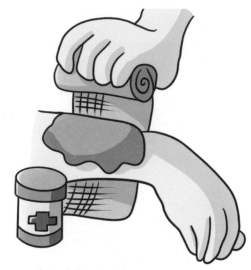

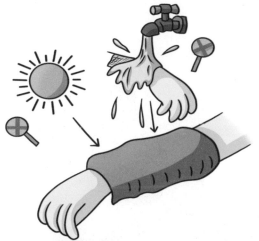

(5)保护。

避免烫伤处受阳光直射、遇水、过度活动拉伤等。

盖

(6)治疗。

轻度烫伤可不必包扎，涂药即可。重度烫伤需先用干净卫生的纱布覆盖伤口，然后送往医院就医。

重度

轻度

2. 烧伤的应急处理

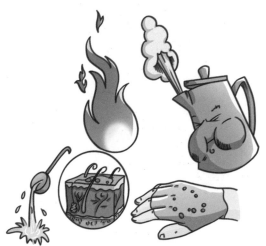

烧伤指火焰的高温或强酸、强碱以及 X 射线等跟身体接触引起的皮肤和组织损伤。

。以火灾为例，当我们在火灾中被烧伤时：（1）远离。

远离火源，如果衣服着火，应当立刻脱掉。寻找通风、空旷的地方。

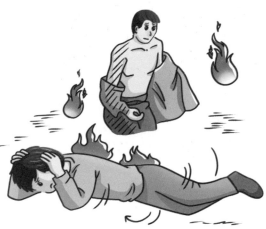

（2）冷疗。

脱离火源后，用冷水冲洗、降温。如果有冰块可以冷敷冰块。冷疗有减轻热力损伤；收缩血管，减少烧伤处流血，预防淤血和水肿；麻痹神经，减缓疼痛等作用。

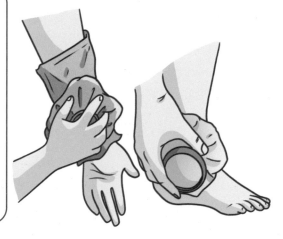

（3）保护。

如果烧伤处出现水泡，不要弄破，以避免留疤。如果烧伤处有伤口，需要用干净卫生的纱布包裹，避免伤口感染。

（4）就医。

应及时拨打120急救电话，或自行就医。进行正规的烧伤消毒、治疗和包扎。

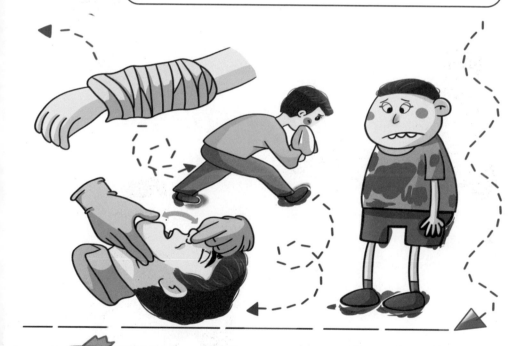

知识小拓展

如果从火灾现场逃离，要清理呼吸道，确保呼吸道的畅通。

3. 骨折的应急处理

骨折是骨及骨小梁的连续性中断，骨骼的完整性遭到破坏。其部位可产生疼痛、肿胀、瘀斑、功能障碍及变形等症状。

当我们运动不当或滑到时，也许会出现骨折现象，我们应该：（1）远离。

带伤者远离受伤现场，避免伤情加重或感染。然后拨打120救护车。

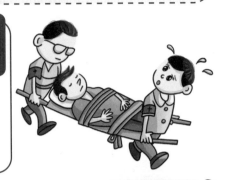

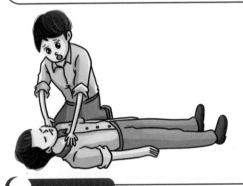

（2）检查。

检查伤者是否有大出血，或呼吸不畅等。原则是先抢救生命，后处理骨折。

（3）解衣。

解开伤者衣服，查看伤处。必要时，需剪开衣物处理伤处。

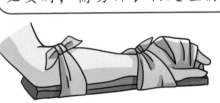

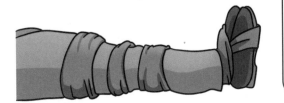

（4）确认。

如伤者感到局部剧烈疼痛、不能活动，甚至出现变形，可认为是骨折。

（5）轻柔。

对待伤者要动作轻柔，尽量不翻动伤者。

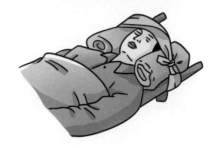

（6）止痛。

骨折伤者会疼痛难忍，可以服用一些止疼药。

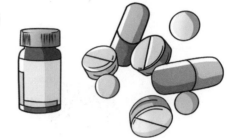

（7）防感染。

如果骨折处出血，需要包扎、止血，避免伤口被污染后感染。

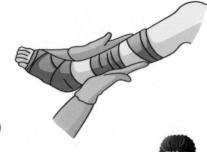

（8）骨突。

如果骨折处突出，不要复原骨位置，以避免感染和重创。如送医途中，骨头回位，需要把情况告知医生。

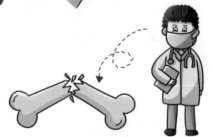

（9）固定。

救护车到来前，可做简单的固定。用木板或夹板固定伤处，在木板或夹板中间放泡沫板、棉花等物，防止骨折处受挤压或血液循环不畅。

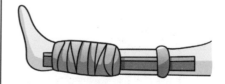

4.鼻出血的应急处理

当天气过于干燥时,我们的鼻子会流鼻血。

很多家长会告诉孩子流鼻血时仰头,但这种做法是错误的止血方法。仰头会导致鼻血倒流,阻碍鼻腔、口腔、气管的呼吸,严重时会导致呼吸困难,甚至危害生命。

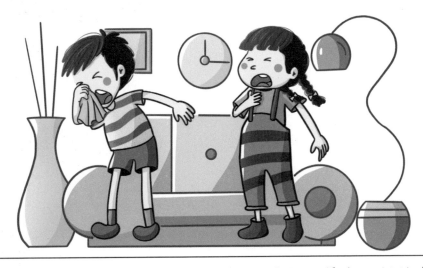

最简单的流鼻血处理方法是用手指压紧出血侧的鼻翼。几分钟后,鼻子会凝血止血。

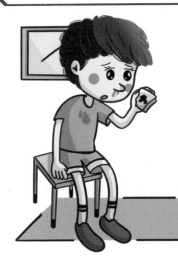

还有一种方法是用棉花、纱布或卫生纸轻柔地塞住鼻孔,也能达到止住鼻血的作用。

经常出鼻血的人要注意

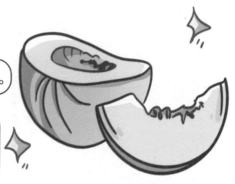

（1）保持不要总用手挖鼻子。

（2）要保持饮食健康，多吃蔬菜、水果、少吃辛辣食物。

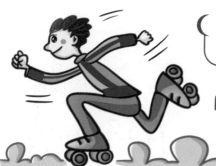

（3）要适度运动，提高免疫力。

（4）可以在干燥的地方放置加湿器。

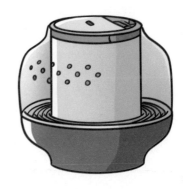

（5）不要把东西放到鼻子里。

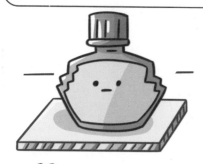

（6）如果生活环境干燥，可以在鼻部涂抹一些保湿的用品。

知识小拓展

如果是不明原因的经常流鼻血，需要及时就医，以免是外伤、感染或中毒引发的流鼻血。

5. 外伤出血的处理

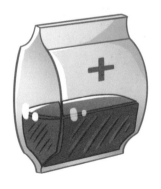

血液为我们的身体提供营养，是非常重要的。

当我们失血量达到20%时，会头晕目眩、脸色苍白。

当我们的失血量达到40%时，将危及我们的生命。

所以，如果我们流血了，要及时消毒、止血。

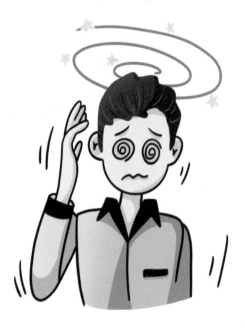

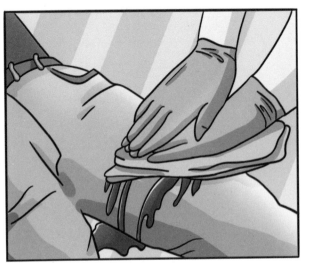

如果出血量不大，我们可以用最简单的指压法，即手指按压伤处止血。

当伤口较小时，可以用无菌纱布或手帕压住伤口，时间约为10分钟。

如果不想按压伤处，可以把无菌纱布或干净纸巾等放在伤口处，并用绷带固定，这是简易的包扎止血法。

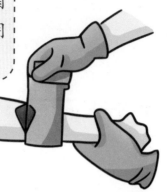

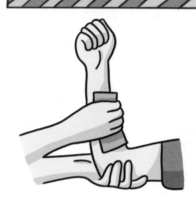

如果出血处位置较深，如在腋下、肩部、腹部等，要用纱布堵塞伤口再包扎。

如果四肢动脉出血，需要用绳子或止血带止血。手臂出血，止血带绑在上臂1/3处。腿出血，止血带绑在大腿1/3处。绑缚时间不要超过1小时，避免伤害其他神经或肌肉组织等。

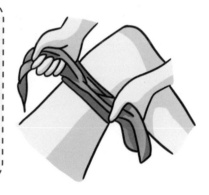

知识小拓展

动脉出血，血液鲜红，会血流不止。

静脉出血，血液暗红，血流速慢。

毛细血管出血，血液呈点状或片状，血流速慢，但会渗血。

6. 异物入眼的处理

生活中，我们经常会遇到异物进入眼睛的情况，俗称"迷眼"。

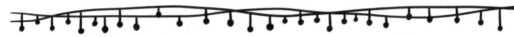

当异物入眼时，我们应该及时清理。不应该因为不疼而选择不管。因为眼睛很脆弱，尤其是眼角膜极易损伤。

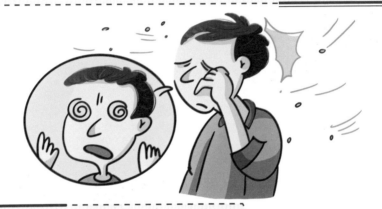

异物入眼时，不要揉眼睛或叫别人用嘴吹眼睛。因为手和口腔都带有细菌，是错误的行为。

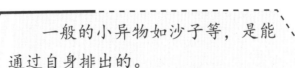

一般的小异物如沙子等，是能通过自身排出的。

眼入异物，最简单的处理方法是双眼闭合，用两个手指提拉上眼皮。这时，眼睛会反射性流出泪水。我们可以利用眼泪排出异物。

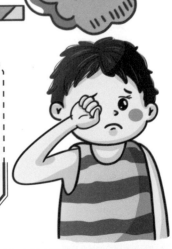

如果化学物品入眼，对眼睛的损害非常巨大。及时的处理必不可少：

（1）尽快找到水源，此时不必对水质有过多要求。

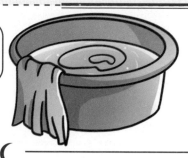

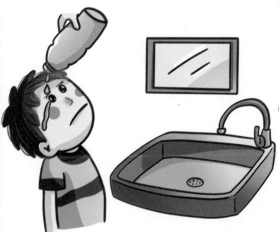

（2）用手指掀开眼皮，用大量的水冲洗，尽量把化学物品全部冲走。

（3）找来一盆清水，把脸浸泡在水中，做睁眼、闭眼运动，进一步稀释化学成分。请人帮忙换水再次清洗。

（4）即使眼睛不适也要清洗。清洗后，应及时去医院就医。

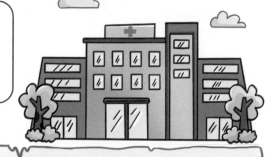

知识小拓展

如果眼睛进入生石灰（氧化钙），要先把生石灰用棉签蘸干净，先不要碰水。因为生石灰和水会发生化学反应伤害眼睛。

7. 异物入耳的处理

有些小飞虫很调皮，会钻到我们的耳朵里。这时，我们切记不要掏耳朵，避免虫子刺破我们的耳膜。

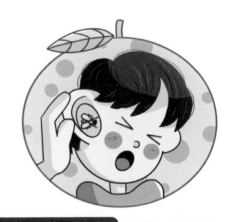

我们有以下几种办法，让飞虫远离我们的耳朵：

（1）偏过头，让进入飞虫的耳朵朝上。再让家人或朋友用手电筒照耳道。这是利用飞虫喜光的习性，通过不间断地摇晃手电筒，把飞虫引出耳道。

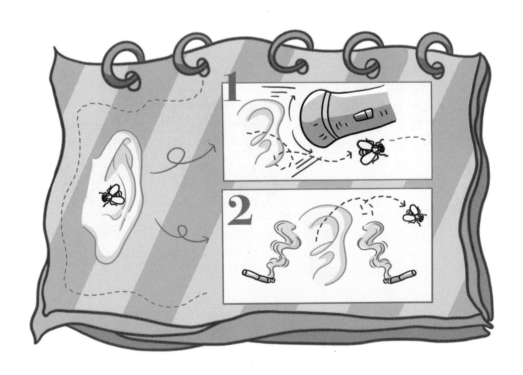

（2）保持耳道畅通，把植物油滴入耳道，飞虫会爬出耳朵。

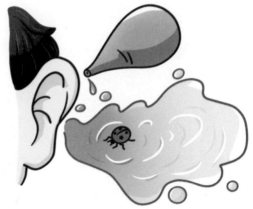

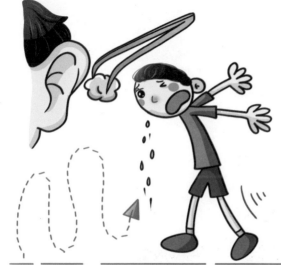

如果水进入耳朵，可以用棉球把水吸出来。或者将进水的耳朵朝下，再单腿跳，能让水流出耳朵。

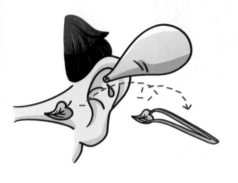

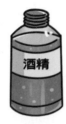

酒精

如果植物进入耳朵并膨胀了，可以把酒精滴入耳中，使植物脱水缩小再取出。

如果以上方法行不通，要及时就医。

8.鱼刺卡喉的处理

鱼肉富含丰富的蛋白质，是非常有营养的食物。但我们吃鱼时，不小心就会被鱼刺卡喉咙。

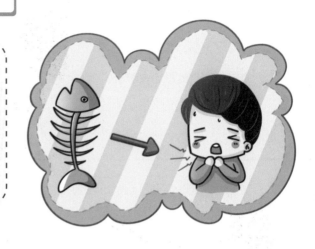

当鱼刺卡喉时，我们可以：

（1）如果喉咙上的鱼刺肉眼可见，可以在光线充足的条件下，用镊子取出。

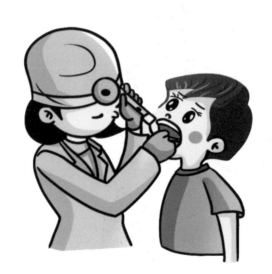

（2）如果以上方法没有效果，请及时就医。

9. 宠物咬伤的处理

小动物毛茸茸的很可爱，尤其是小狗，它们多数都很聪明，是人类的好朋友、好伙伴。但并不是每只小狗都是温顺的，一些小狗会咬人。

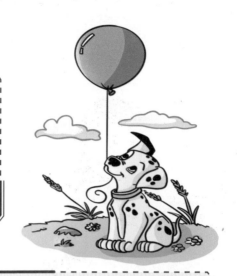

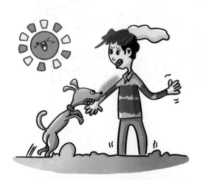

一些咬人的狗身上有狂犬病毒。狂犬病指狂犬咬伤后，以烦躁、怕风、恐水、畏光、痉挛抽搐，终致瘫痪而危及生命为主要表现的疾病。被狗咬伤的人极易得狂犬病，所以需要及时处理。

当我们被咬伤后，我们应该：

（1）挤压。挤压伤口，把毒液排出。切记不要用嘴去吸伤口。

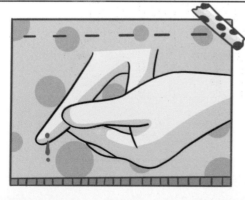

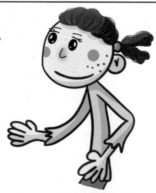

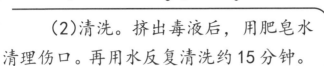

(2)清洗。挤出毒液后，用肥皂水清理伤口。再用水反复清洗约15分钟。

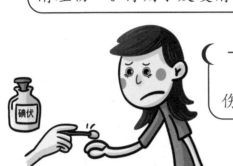

碘伏

(3)消毒。用碘酒或酒精消毒伤口。处理后，可不包扎伤口。

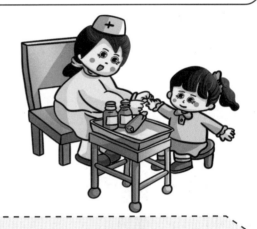

(4)就医。去医院接种狂犬疫苗。

如果被宠物舔了伤口，要等同于狂犬病处理。因为我们不知道宠物是否携带病毒。而狂犬病的发病致死率几乎是100%。

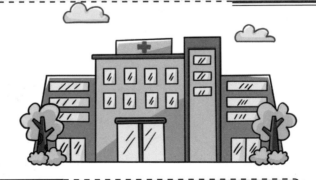

我们在接种狂犬疫苗时，要选择正规医院。

10. 溺水的应急处理

几乎每年暑期都会发生中小学生溺水身亡事件，让人惋惜。

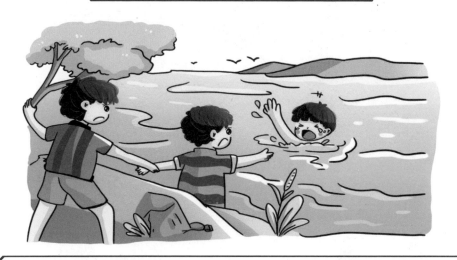

当我们意外落水时，要保持冷静。尽量正面朝上，把口鼻露出水面，尽可能地保持呼吸畅通。呼吸时，我们要轻轻呼气，深深吸气，保持身体浮于水面，等待他人解救。

当我们在游泳途中小腿突然痉挛时，不要惊慌，要及时呼救。在等待救援时，把痉挛小腿用力上拉。脚上拇指用力翘起可以停止痉挛。将身体抱成一团，浮于水面。

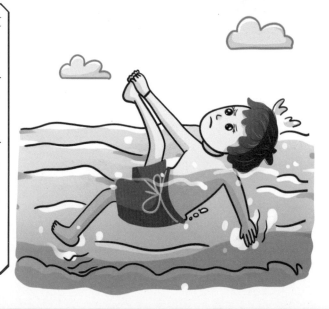

如果游泳时手臂痉挛，可以屈伸手指，仰面用腿游泳。

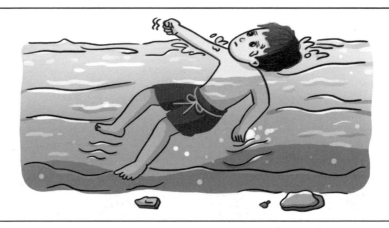

遇到他人溺水，救助时要量力而行，最好等待专业人士救助。

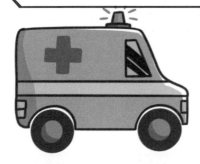

当遇到溺水者被救上岸，且救护车还未到达时，可以先帮溺水者清理他口鼻的异物，保持溺水者呼吸道通畅。

有三种有效专业的抢救溺水办法：

一种是倒水法，指抱住溺水者双腿，使其把腹部积水吐出。

一种是人工呼吸法，与溺水者口对口吹气。针对溺水者呼吸停止，但呼吸道畅通的情况。

一种是心脏按压法，指人工呼吸加按压胸外心脏处，针对溺水者心脏骤停。

这三种抢救方法都需要经过正规医护训练。